"十四五"国家重点出版物出版规划项目·重大出版工程

—— 中国学科及前沿领域2035发展战略丛书

学术引领系列

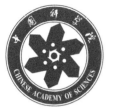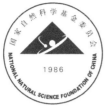

国家科学思想库

中国基因治疗
2035发展战略

"中国学科及前沿领域发展战略研究（2021—2035）"项目组

科学出版社

北京

内 容 简 介

　　基因治疗是现代生物技术与制药技术的高科技结晶，是生物医学交叉融合的典范。《中国基因治疗2035发展战略》包括基因治疗的概念及类型、基因载体的制备、基因治疗的特点、国内外基因治疗的相关法规、基因治疗未来发展趋势等内容，系统分析了基因治疗的发展现状与态势，总结了基因治疗的发展思路与发展方向，并提出了我国相应的优先发展领域和政策建议。

　　本书为相关领域战略与管理专家、科技工作者、企业研发人员及高校师生提供了研究指引，为科研管理部门提供了决策参考，也是社会公众了解基因治疗发展现状及趋势的重要读本。

图书在版编目（CIP）数据

中国基因治疗2035发展战略 / "中国学科及前沿领域发展战略研究（2021—2035）"项目组编. —北京：科学出版社，2023.5
（中国学科及前沿领域2035发展战略丛书）
ISBN 978-7-03-074777-8

Ⅰ.①中⋯　Ⅱ.①中⋯　Ⅲ.①基因疗法－发展战略－研究－中国
Ⅳ.① R456

中国国家版本馆 CIP 数据核字（2023）第 019500 号

丛书策划：侯俊琳　朱萍萍
责任编辑：刘红晋 / 责任校对：邹慧卿
责任印制：赵　博 / 封面设计：有道文化

科 学 出 版 社出版
北京东黄城根北街16号
邮政编码：100717
http://www.sciencep.com

三河市春园印刷有限公司印刷
科学出版社发行　各地新华书店经销

*

2023年5月第 一 版　开本：720×1000　1/16
2025年3月第三次印刷　印张：14 1/4
字数：180 000
定价：98.00元
（如有印装质量问题，我社负责调换）

"中国学科及前沿领域发展战略研究（2021—2035）"

联合领导小组

组　长　常　进　李静海

副组长　包信和　韩　宇

成　员　高鸿钧　张　涛　裴　钢　朱日祥　郭　雷

　　　　　杨　卫　王笃金　杨永峰　王　岩　姚玉鹏

　　　　　董国轩　杨俊林　徐岩英　于　晟　王岐东

　　　　　刘　克　刘作仪　孙瑞娟　陈拥军

联合工作组

组　长　杨永峰　姚玉鹏

成　员　范英杰　孙　粒　刘益宏　王佳佳　马　强

　　　　　马新勇　王　勇　缪　航　彭晴晴

《中国基因治疗 2035 发展战略》

编 写 组

组　长	魏于全
副组长	邓洪新
成　员	程　平　邓洪新　董　飚　何治尧　门　可
	宋相容　仝爱平　王　玮　杨　莉　杨　林
	杨　阳　姚少华　张　双
秘书组	何治尧　周　雪

总　序

党的二十大胜利召开，吹响了以中国式现代化全面推进中华民族伟大复兴的前进号角。习近平总书记强调"教育、科技、人才是全面建设社会主义现代化国家的基础性、战略性支撑"[①]，明确要求到 2035 年要建成教育强国、科技强国、人才强国。新时代新征程对科技界提出了更高的要求。当前，世界科学技术发展日新月异，不断开辟新的认知疆域，并成为带动经济社会发展的核心变量，新一轮科技革命和产业变革正处于蓄势跃迁、快速迭代的关键阶段。开展面向 2035 年的中国学科及前沿领域发展战略研究，紧扣国家战略需求，研判科技发展大势，擘画战略、锚定方向，找准学科发展路径与方向，找准科技创新的主攻方向和突破口，对于实现全面建成社会主义现代化"两步走"战略目标具有重要意义。

当前，应对全球性重大挑战和转变科学研究范式是当代科学的时代特征之一。为此，各国政府不断调整和完善科技创新战略与政策，强化战略科技力量部署，支持科技前沿态势研判，加强重点领域研发投入，并积极培育战略新兴产业，从而保证国际竞争实力。

擘画战略、锚定方向是抢抓科技革命先机的必然之策。当前，新一轮科技革命蓬勃兴起，科学发展呈现相互渗透和重新会聚的趋

---

① 习近平. 高举中国特色社会主义伟大旗帜 为全面建设社会主义现代化国家而团结奋斗——在中国共产党第二十次全国代表大会上的报告. 北京：人民出版社，2022：33.

势,在科学逐渐分化与系统持续整合的反复过程中,新的学科增长点不断产生,并且衍生出一系列新兴交叉学科和前沿领域。随着知识生产的不断积累和新兴交叉学科的相继涌现,学科体系和布局也在动态调整,构建符合知识体系逻辑结构并促进知识与应用融通的协调可持续发展的学科体系尤为重要。

摹画战略、锚定方向是我国科技事业不断取得历史性成就的成功经验。科技创新一直是党和国家治国理政的核心内容。特别是党的十八大以来,习近平同志为核心的党中央明确了我国建成世界科技强国的"三步走"路线图,实施了《国家创新驱动发展战略纲要》,持续加强原始创新,并将着力点放在解决关键核心技术背后的科学问题上。习近平总书记深刻指出:"基础研究是整个科学体系的源头。要瞄准世界科技前沿,抓住大趋势,下好'先手棋',打好基础、储备长远,甘于坐冷板凳,勇于做栽树人、挖井人,实现前瞻性基础研究、引领性原创成果重大突破,夯实世界科技强国建设的根基。"①

作为国家在科学技术方面最高咨询机构的中国科学院(简称中科院)和国家支持基础研究主渠道的国家自然科学基金委员会(简称自然科学基金委),在夯实学科基础、加强学科建设、引领科学研究发展方面担负着重要的责任。早在新中国成立初期,中科院学部即组织全国有关专家研究编制了《1956—1967年科学技术发展远景规划》。该规划的实施,实现了"两弹一星"研制等一系列重大突破,为新中国逐步形成科学技术研究体系奠定了基础。自然科学基金委自成立以来,通过学科发展战略研究,服务于科学基金的资助与管理,不断夯实国家知识基础,增进基础研究面向国家需求的能力。2009年,自然科学基金委和中科院联合启动了"2011—2020年中国学科发展

---

① 习近平. 努力成为世界主要科学中心和创新高地 [EB/OL]. (2021-03-15). http://www.qstheory.cn/dukan/qs/2021-03/15/c_1127209130.htm[2022-03-22].

战略研究"。2012 年，双方形成联合开展学科发展战略研究的常态化机制，持续研判科技发展态势，为我国科技创新领域的方向选择提供科学思想、路径选择和跨越的蓝图。

联合开展"中国学科及前沿领域发展战略研究（2021—2035）"，是中科院和自然科学基金委落实新时代"两步走"战略的具体实践。我们面向 2035 年国家发展目标，结合科技发展新特征，进行了系统设计，从三个方面组织研究工作：一是总论研究，对面向 2035 年的中国学科及前沿领域发展进行了概括和论述，内容包括学科的历史演进及其发展的驱动力、前沿领域的发展特征及其与社会的关联、学科与前沿领域的区别和联系、世界科学发展的整体态势，并汇总了各个学科及前沿领域的发展趋势、关键科学问题和重点方向；二是自然科学基础学科研究，主要针对科学基金资助体系中的重点学科开展战略研究，内容包括学科的科学意义与战略价值、发展规律与研究特点、发展现状与发展态势、发展思路与发展方向、资助机制与政策建议等；三是前沿领域研究，针对尚未形成学科规模、不具备明确学科属性的前沿交叉、新兴和关键核心技术领域开展战略研究，内容包括相关领域的战略价值、关键科学问题与核心技术问题、我国在相关领域的研究基础与条件、我国在相关领域的发展思路与政策建议等。

三年多来，400 多位院士、3000 多位专家，围绕总论、数学等18 个学科和量子物质与应用等 19 个前沿领域问题，坚持突出前瞻布局、补齐发展短板、坚定创新自信、统筹分工协作的原则，开展了深入全面的战略研究工作，取得了一批重要成果，也形成了共识性结论。一是国家战略需求和技术要素成为当前学科及前沿领域发展的主要驱动力之一。有组织的科学研究及源于技术的广泛带动效应，实质化地推动了学科前沿的演进，夯实了科技发展的基础，促进了人才的培养，并衍生出更多新的学科生长点。二是学科及前沿领域的发展促进深层次交叉融通。学科及前沿领域的发展越来越呈现出多学科相互渗透的发展态势。某一类学科领域采用的研究策略和技术体系所产生的基础理论与方法论成果，可以作为共同的知识基础适用于不同学科领域的多个研究方向。三是科研范式正在经历深刻变革。解决系统性复杂问题成为当前科学发展的主要目标，导致相应的研究内容、方法和范畴等的改变，形成科学研究的多层次、多尺度、动态化的基本特征。数据驱动的科研模式有力地推动了新时代科研范式的变革。四是科学与社会的互动更加密切。发展学科及前沿领域愈加重要，与此同时，"互联网+"正在改变科学交流生态，并且重塑了科学的边界，开放获取、开放科学、公众科学等都使得越来越多的非专业人士有机会参与到科学活动中来。

"中国学科及前沿领域发展战略研究（2021—2035）"系列成果以"中国学科及前沿领域2035发展战略丛书"的形式出版，纳入"国家科学思想库－学术引领系列"陆续出版。希望本丛书的出版，能够为科技界、产业界的专家学者和技术人员提供研究指引，为科研管理部门提供决策参考，为科学基金深化改革、"十四五"发展规划实施、国家科学政策制定提供有力支撑。

在本丛书即将付梓之际，我们衷心感谢为学科及前沿领域发展战略研究付出心血的院士专家，感谢在咨询、审读和管理支撑服务方面付出辛劳的同志，感谢参与项目组织和管理工作的中科院学部的丁仲礼、秦大河、王恩哥、朱道本、陈宜瑜、傅伯杰、李树深、李婷、苏荣辉、石兵、李鹏飞、钱莹洁、薛淮、冯霞，自然科学基金委的王长锐、韩智勇、邹立尧、冯雪莲、黎明、张兆田、杨列勋、高阵雨。学科及前沿领域发展战略研究是一项长期、系统的工作，对学科及前沿领域发展趋势的研判，对关键科学问题的凝练，对发展思路及方向的把握，对战略布局的谋划等，都需要一个不断深化、积累、完善的过程。我们由衷地希望更多院士专家参与到未来的学科及前沿领域发展战略研究中来，汇聚专家智慧，不断提升凝练科学问题的能力，为推动科研范式变革，促进基础研究高质量发展，把科技的命脉牢牢掌握在自己手中，服务支撑我国高水平科技自立自强和建设世界科技强国夯实根基做出更大贡献。

"中国学科及前沿领域发展战略研究（2021—2035）"

联合领导小组

2023 年 3 月

前　　言

　　基因治疗（gene therapy）是现代生物技术与制药技术的高科技结晶，是生物医学交叉融合的典范，已成为国际上竞相争夺的战略制高点。基因治疗以其交叉性、前沿性、引领性和变革性的特征，带动多个学科和前沿领域的快速融合与发展，成为推动当代科学发展的新引擎。以重组腺相关病毒基因治疗遗传性疾病，以基因工程修饰的 T 细胞治疗恶性肿瘤，以小核酸药物治疗恶性肿瘤、代谢性疾病、感染性疾病，以基因编辑（gene editing）技术为代表治疗肿瘤、遗传病等基因治疗技术突破及相关产品上市，推动了重大疾病基因治疗的快速发展，基因治疗的时代已然到来。全球主要发达国家、发展中国家进行了相关的战略布局。

　　基因治疗有望成为我国在基础前沿和变革性关键技术领域取得重大突破的核心竞争力。我国基因治疗研究几乎与世界同步，历经三十多年的发展，取得了长足的进步，整体处于国际先进水平。2019 年，中国基因治疗发展战略研究（2021—2035）启动，参与调研的专家以基因治疗的发展历史、现状和未来的发展趋势为依据，从我国的战略需求和前沿领域重点布局出发，提出了我国基因治疗的战略布局和重点研发方向的意见及优先发展领域、项目的建议，经过两年多的调研、撰稿和反复修改，本书将正式出版。

　　本书主要包括基因治疗的战略地位、发展规律和发展态势、发展目标及途径、优先发展领域和重大交叉领域、国际合作与交流、知识产权、未来发展的保障措施等，体现了发展战略研究工作方案的要求，围绕未来10～15年我国基因治疗的总体发展态势，从学科的研究特点和基本状况出发，分析和辨识我国基因治疗学科所处的发展阶段，提出未来的发展目标及发展方向，旨在为我国基因治疗研究未来的发展提供参考。

在编写本书过程中，多个领域的十余位专家组成了研究组和秘书组，对书稿进行了认真、细致、系统讨论。第一次全体会议上本项目研究启动，明确了书稿中的章节主题，如基因治疗概述，国内、外发展现状与趋势，产业发展概况，病毒基因治疗，我国基因治疗领域重点领域发展建议等，并确定了各个方向的调研小组，分别就不同方向的国际国内发展规律、发展现状、发展布局、发展方向、优先发展领域与重大交叉研究领域、国际合作与交流、未来发展的保障措施进行了调研，并形成初稿。第二次至第五次全体会议对建议稿进行了认真评议，在此基础上，研究组对书稿内容进行了多次大修、反复小修和完善，最终形成了书稿的正式内容；2022年年初征求了多位著名专家对书稿的意见；2022年上半年，根据自然科学基金委和中科院学部的要求，进一步请各领域专家补充相关材料。

本书在研究和编著过程中，得到了诸多专家的大力支持，他们为本书的调研和组稿等做出了重要贡献；此外，还得到很多同行的帮助，在此致以衷心的感谢！

魏于全

《中国基因治疗2035发展战略》编写组组长

2022年8月

摘　　要

　　基因治疗是以改变人的遗传物质为基础的生物医学治疗模式，通过基因水平的操作介入和干预疾病的发生发展，进而对疾病进行治疗，已在多种与基因变异有关疾病上显示出治愈的潜力。基因治疗涉及哲学、经济学、法学、理学、工学、医学、管理学等多个学科门类，包括伦理学、应用经济学、法学、统计学、化学、生物学、仪器科学与技术、材料科学与工程、化学工程与技术、生物医学工程、生物工程、安全科学与工程、人工智能、基础医学、临床医学、药学、医学技术、工商管理、图书情报与档案管理、电子商务等多个学科的研究领域，研究内容包括医学伦理、DNA/RNA 遗传物质及修饰、病毒载体、非病毒载体、生物材料、细胞治疗、生物新技术和生物制药等多个方面。随着基因治疗导入载体技术的发展、细胞基因治疗技术链的建立和基因编辑等新型生物技术的突破，基因治疗的时代正在到来，基因治疗战略发展规划迫在眉睫。

一、基因治疗发展现状、特点和趋势

　　作为现代生物技术与制药技术的高科技结晶，基因治疗在不断的否定与肯定、不断的自我革新中前行，展现了强大的生命力。20

世纪 70 年代概念提出，80 年代伦理聚焦，90 年代临床试验，21 世纪初反思蛰伏，近 10 年迎来浴火重生；半个世纪以来，不忘初心，从不间断地吸纳先进生物技术，突破传统制药技术，造就创新生物药物，取得了举世瞩目的成就。2009 年，基因治疗相关成果被 *Science* 杂志评选为十大科学突破之一。2018 年，*Science* 杂志发表了题为 "Gene therapy comes of age" 的长文，标志着基因治疗时代的到来。截至 2022 年第二季度，全球范围内累计在研的基因治疗药物近 7300 项，临床试验近 600 项（Cortellis Drug Discovery Intelligence 数据库），已经批准的基因治疗产品约 40 个，包括遗传病的病毒基因治疗、基因修饰的造血干细胞、基因修饰的免疫细胞、小核酸药物、溶瘤病毒等基因治疗产品。

从无药可治的致死性遗传病到无药可制的不可成药靶点，基因治疗挽救患者于危亡，改变多种疾病治疗的现状，促进人类健康事业，推动社会发展与进步。基因治疗一般分为体内（*in vivo*）基因治疗和体外（*ex vivo*）基因治疗。体内基因治疗包括裸核酸、病毒载体、溶瘤病毒、脂质纳米粒（LNP）等直接注射进行治疗的形式。裸核酸类如治疗重度肢端缺血的质粒 DNA（pDNA）、治疗进行性假肥大性肌营养不良（DMD）的反义寡核苷酸（ASO）、治疗急性间歇性卟啉病的肝靶向小干扰 RNA（siRNA）；病毒载体类如治疗软组织肉瘤、骨髓瘤和胰腺癌的逆转录病毒载体，治疗莱伯（Leber）遗传性视神经病变（致盲眼疾）、脊髓性肌萎缩（SMA）的腺相关病毒（AAV）载体；溶瘤病毒类如治疗黑色素瘤的单纯疱疹病毒（HSV）载体，治疗头颈癌、鼻咽癌等的腺病毒（Ad）载体；脂质纳米粒如治疗淀粉样变性的脂质纳米粒 -siRNA 复合物、预防新冠病毒的脂质纳米粒 -mRNA 复合物等。体外基因治疗是指向患者回输在体外进行基因修饰后的细胞进行治疗的形式，包括基因修饰的造血干细胞、嵌合抗原受体 T（CAR-T）细胞等，如治疗 β 地中海

贫血的表达 β 球蛋白造血干细胞，治疗多发性骨髓瘤的表达 B 细胞成熟抗原（BCMA）CAR-T 细胞、治疗 B 细胞淋巴瘤的表达 CD19 CAR-T 细胞等。

基因治疗根据载体使用情况可以分为裸核酸、病毒载体、非病毒载体和细胞基因治疗。裸核酸的特点是相对简单但稳定性较差，质粒 DNA、ASO、siRNA 等均有产品上市。发展趋势上，质粒 DNA 用于新型冠状病毒疫苗（简称新冠疫苗）研究取得突破性进展，ASO 药物研发已经十分成熟，siRNA 药物研发正在兴起，前景十分广阔。目前，非病毒载体主要使用脂质纳米粒，它既能增强核酸的稳定性，又能提高递送效率，是未来发展的重点方向。而病毒载体类基因治疗药物目前主要以非整合型的重组腺相关病毒治疗遗传疾病，用整合型的慢病毒载体修饰 T 细胞治疗恶性肿瘤，用溶瘤腺病毒、溶瘤疱疹病毒等治疗恶性肿瘤等。以 CAR-T 为代表的新一代细胞基因治疗、以腺相关病毒和基因编辑为代表的遗传病基因治疗，成为资本的宠儿，也是生物技术公司竞争的核心领域。可以预见，未来的细胞基因治疗产品将更加多元化。

基因治疗与前沿生物技术的发展密不可分，新的生物技术带给基因治疗前所未有的机遇。从第一代、第二代到第三代基因编辑技术，再到最新的碱基编辑和引导编辑（prime editing）技术，基因编辑技术尝试用于人类重大疾病的治疗，已经有基因编辑的相关诊断试剂被美国食品药品监督管理局（FDA）授权使用。可以预计，未来的基因治疗将会吸纳最新的生物技术成果，不断取得新的进展和成绩，继续引领生物治疗新潮流。

近年来，前沿生物技术与生物医学基础研究取得重大突破，以基因修饰的细胞治疗技术、基因治疗与基因编辑技术、溶瘤病毒技术、mRNA 技术等为代表的生物治疗技术正成为世界各国重点发展的高科技领域之一，国际排名前十的药企大多数都在该领域有重点布局, 这将为难治性重大疾病的治疗带来颠覆性的改变, 蕴含着巨大的临床和市场需求。

二、我国基因治疗形势与需求

我国基因治疗形势较好, 市场需求很大。我国基因治疗的基础研究和临床试验基本与世界同步发展, 起点较高。国家层面重视基因治疗的基础研究、关键技术开发和临床试验。经过三十多年的发展, 我国有10多个从事基因治疗相关研究的国家重点实验室和国家工程中心, 培养了一批从事基因治疗研究及成果转化的优秀人才队伍, 积累了一批优秀的项目, 成立了近100家基因治疗生物医药公司, 联合数十家大型研究型医院, 从事基因治疗的临床试验研究和产品开发, 是世界范围内重要的基因治疗研究力量, 其规模及实力仅次于美国和欧盟。最近十年, 国际上基于腺相关病毒的遗传病基因治疗取得重大突破, 已经有多个遗传病基因治疗产品上市, 但我国在该领域与国际先进水平有较大差距, 虽然, 最近几年也有10多个遗传病基因治疗产品申报临床研究, 但大多数处于早期临床研究阶段。在基因编辑领域, 我国开展了国际上第一个基因编辑临床研究, 但我国大部分基因编辑的底层核心技术主要来自美国、欧洲, 只有Cas12i、Cas13x、Cas13y等少数几个自主研发的基因编辑工具, 但还处于技术验证阶段。这几年, 我国已有几个mRNA产品处于临床研究阶段, 但体内靶向递送的核心原材料相关专利多为欧美布局。我国在基因修饰的免疫细胞治疗方面处于国际领先水平, 在临床研究方面与美国一起处于第一梯队, 有2个CAR-T细胞产品上市, 但整体的原始创新能力还有待加强。

随着我国人口老龄化加剧, 年龄相关神经退行性疾病、代谢性疾病、恶性肿瘤、心血管疾病、感染性疾病、消化系统疾病等慢性疾病凸显，加上遗传病以及罕见病的总患者数量上亿。因此，就我国而言，基因治疗的潜在市场和需求巨大。最近，我国批准了腺病毒新冠疫苗和 2 个 CAR-T 细胞产品上市，标志着我国在新型生物技术药物监管方面迈出了坚实的一步。"面向世界科技前沿、面向经济主战场、面向国家重大需求、面向人民生命健康"，未来可围绕重大疾病、难治性疾病以及遗传病等展开基因治疗研究，突破基因治疗关键技术，独立或联合国内外机构研发一系列高新科技品种，促进我国人口健康事业，推动我国经济社会发展。

三、基因治疗学科发展战略研究

根据我国在基因治疗现有领域发展的布局和工作基础，面向坚持源头创新和鼓励具有我国特色与优势的技术领域，支持以解决国民经济发展中的重要科学问题为目标的基础研究和多学科交叉的综合研究，建议优先发展如下技术领域。

（一）病毒载体

基因治疗病毒载体包括腺病毒、腺相关病毒、逆转录病毒、慢病毒、单纯疱疹病毒等，被广泛用于基因体外、体内递送。病毒载体是国际上主流的基因递送载体，占基因治疗临床试验所用载体的三分之二以上，占获批基因治疗产品所用载体的一半以上，适应证包括感染性疾病、遗传病、癌症、血液病、眼部疾病、关节炎、心血管疾病等。未来病毒载体基因治疗领域的重点研究方向主要有如下几个方面。

（1）靶向性好、安全性高、基因表达效率高的新型病毒载体的开发。

（2）溶瘤病毒载体的系统给药关键技术。

（3）rAAV 载体的规模化制备与质控技术。

（4）病毒载体的临床给药、体内示踪、疗效评价等基因治疗的临床转化关键技术。

（二）裸核酸

用于表达目的基因或调控基因表达的核酸包括 DNA 类，如 ASO、质粒 DNA，RNA 类，如 siRNA、mRNA 等，安全性良好，被广泛用于体内基因治疗。裸核酸具有十分重要的研究和应用价值，占基因治疗临床试验所用载体的五分之一以上，由于裸核酸成药性好，所以其占获批基因治疗产品所用载体的约三分之一，适应证包括感染性疾病、心血管疾病、遗传病、神经退行性病变以及代谢性疾病等。突破传统核酸类药物的技术瓶颈和开发新一代安全、高效的各型裸核酸是未来基因治疗领域的重点研究方向。

（1）ASO 修饰技术。

（2）小核酸修饰技术。

（3）mRNA 修饰及规模化生产技术。

（4）siRNA 缀合物技术。

（5）新型核酸〔如小环核酸、小激活 RNA（saRNA）、微小 RNA（miRNA）、长链非编码 RNA（lncRNA）等〕涉及的相关技术。

（三）非病毒载体

基因治疗非病毒载体包括脂质体、脂质纳米粒、聚合物纳米粒、无机纳米粒等，安全性较好，被广泛用于基因体内递送和病毒载体的生产。虽然非病毒载体占基因治疗临床试验所用载体比例不到 5%，仅有 3 个脂质纳米粒基因治疗产品获批上市，但是病毒载体的生产却依赖非病毒载体的体外转染，因此，非病毒载体也具有十分重要的研究和应用价值。目前，2 个 mRNA 新冠疫苗均采用了脂质纳米粒制剂，再次将非病毒载体的研究推到了基因递送的聚光灯下。

根据基因治疗非病毒载体的组成，建议未来开展如下几方面的研究。

（1）可电离脂质材料。

（2）阳离子脂质／高分子材料。

（3）辅助脂质材料。

（4）多功能靶向材料。

（5）非病毒载体／核酸制剂（如 mRNA 脂质纳米粒、siRNA 脂质纳米粒等）生产技术。

（四）细胞基因治疗

细胞基因治疗，或称细胞介导的基因治疗，通过对自体或异体细胞在体外进行基因修饰制备成活细胞药物再回输至受体进行疾病防治，包括基因修饰的干细胞、免疫细胞、血细胞和间充质细胞等，用于治疗血液疾病、遗传病、代谢性疾病等，是基因治疗的热点研究领域之一，具有重要的研究和应用价值。目前，至少有 8 款创新细胞基因治疗药物上市，适应证包括血液肿瘤、遗传病以及代谢性疾病等。根据细胞基因治疗的特点，建议未来开展如下几方面的研究。

（1）细胞基因治疗新靶点和新策略。

（2）实体瘤的细胞基因治疗。

（3）细胞基因治疗产品的生产与质量控制。

（4）通用型或现货型细胞基因治疗产品。

（五）基因治疗新技术

以 CRISPR 基因编辑技术为代表的新一代生物技术，能够更加有效地进行基因水平的插入、删除、剪接等操作从而实现疾病的校正，已经被探索用于遗传病、癌症、心血管疾病、代谢性疾病、神经退行性疾病等各种人类疾病的基因治疗。基于 CRISPR 基因编辑技术的临床诊断、体内基因治疗以及工程化细胞治疗的药物已经陆续获批开展临床试验研究。可以预见，以基因编辑技术为代表的基因治疗新技术，是未来基因治疗发展的重要方向，建议未来开展如下几方面的研究。

（1）新基因编辑工具的开发。

（2）脱靶作用及安全性评价。

（3）新型基因编辑工具导入系统。

（4）临床伦理的系统评估。

（六）多学科交叉融合

基因治疗涉及多个学科门类和多个领域，是一门典型的新兴交叉学科，研究内容专业而广泛。基因治疗需要多学科持续融合，建议未来开展如下几方面的研究，以便共同推动基因治疗行业的发展。

（1）建立基因治疗临床使用的伦理规范。

（2）完善基因治疗产品相关的监管措施、建立健全相关的行政法规。

（3）研究基因治疗产品经济学，制定符合市场规律的产品价格。

（4）建立中国特色的基因治疗产品医保报销机制。

新发和突发重大传染病和慢性传染病始终威胁着人民的生命健康，也造成了重大的经济损失和社会负担。以 mRNA 疫苗为代表的新兴基因治疗产品是快速应对新突发传染病的潜在有效途径；以基因编辑技术为代表的基因治疗新技术也为解决重大慢性传染病如艾滋病和慢性乙型肝炎的防治等提供了新的方案。总之，基因治疗产业链已经初步形成，基因治疗产品具有多样性且已经形成一定的市场规模，产生了较好的社会和经济效益，基因治疗未来在疾病的预防、诊断和治疗中必将发挥更大、更好的作用。

Abstract

Gene therapy is a technique to treat disease by modifying a person's genes, and it has shown the potential to cure cancer and a number of genetic diseases. With the fast advancement of vector technology, gene editing and others, the era of gene therapy is rapidly approaching. Thus, a strategic plan for the next generation of therapy is crucial to overcome a number of limitations.

1. Historical perspective and gene therapy trend

The concept of gene therapy was first proposed in the 1970s, and it has risen and fallen in popularity for decades. In the past 10 years, with the clinical success in several genetic diseases and blood cancers, gene therapy became a more promising and realistic alternative treatment for diseases. Until the first half of 2022, there were nearly 7300 gene therapies in development, around 600 clinical trials worldwide, and nearly 40 approved products for diagnostic, preventive and therapeutic purposes.

In principle, gene therapy treats the disease using nucleic acids instead of chemical compounds or proteins. For some genetic diseases, the therapy outcome lasts a long time after one treatment. Generally, it can be classified as *in vivo* or *ex vivo* gene therapy. According to differences in delivery vectors, it can also be classified as naked nucleic acid, viral vector, non-viral vector and cellular gene therapy.

Currently, the technologies and the regulatory guidance for gene therapy has matured in the United States and the European Union. In these Western countries (regions), the drug pipelines are fast moving and 4-6 products were approved every year since 2015. In Asia, gene therapy is developing vigorously in Japan, Republic of Korea and India.

With the emergence of the gene editing technology, an unprecedented opportunity for gene therapy is coming. For untreatable diseases, the latest base editing and guided editing are attractive directions.

2. Status and demand for gene therapy in China

In general, gene therapy in China is well developed with top-tier basic science research and clinical trials, and its scale and strength is only after the United States and the European Union. More than 10 national key laboratories and national engineering centers were set up and nearly 100 companies were established within 40 years. Also, many outstanding trainees were educated and a number of excellent projects have been completed. However, in the past five years, this field has fallen behind due to the lack of original discoveries in core technologies.

In China, the market for gene therapy is significantly large. China has the largest population in the world; thus, the total number of patients with rare diseases is also large. Moreover, China has the largest aged population in the world and this number increases due to accelerated aging. It is estimated that the patients with rare diseases and age-related chronic diseases may be more than 400 million in China alone. Gene therapy is the most promising alternative for these diseases and the potential market and demand is enormous. In the future, to maintain healthy population, research breakthroughs of gene therapy will provide key solutions for these major refractory and genetic diseases.

3. Strategic development of gene therapy disciplines

In the future, we should expand on our advantages and encourage original innovation in the field of gene therapy. Our aims should focus on providing solutions to key gene therapy challenges related to basic science, cross-disciplinary research and clinical translation.

(1) Viral vectors

Viral vectors for gene therapy include recombinant adenovirus, adeno-associated virus, retrovirus, lentivirus, herpes simplex virus and other oncolytic viruses. The crucial direction for this field should include: the development of new viral vectors, to improve the technology for viral vector delivery, the exploration of combinatorial gene therapies based on different viral vectors, and to focus on clinical translation of gene therapy technology.

(2) Naked nucleic acids

The delivery of naked nucleic acids includes the transportation of DNA and RNA. The essential research directions are numerous, namely, the application of antisense oligonucleotide technology, plasmid DNA delivery technology, nucleic acid modification technology, mRNA delivery technology, siRNA delivery technology, and the transportation of new nucleic acids such as small circular nucleic acids, small activating RNA, microRNA and non-coding RNA.

(3) Non-viral vectors

Non-viral vectors are liposomes, lipid nanoparticles, polymer nanoparticles, and inorganic nanoparticles. Important delivery research objectives that require attention include: ionizable lipids, cationic lipids and polymers, auxiliary lipids, multifunctional targeting materials, and production technology for non-viral vectors.

(4) Cell gene therapy

Cell gene therapy utilizes genetically modified stem cells, immune cells, blood cells and mesenchymal cells. There are a number of innovation aims that should be the focus in this field, namely, new drug targets and therapeutic approaches, inclusion of major refractory diseases such as solid tumors, improvement of production systems and quality controls, and generation of universal products.

(5) New technology for gene therapy

CRISPR gene editing represents the next generation of biotechnology and is the future of gene therapy. In the next decade, research in gene editing should have the objectives of creating new gene editing systems, precise evaluations of off-target effects, creation of delivery systems and clinical ethics evaluations.

(6) Collaboration among multiple disciplines to understand gene therapy

Gene therapy emerged as an interdisciplinary subject needing extensive and professional knowledge through the continuous integration of multiple research disciplines. We recommend the following future research directions to promote the development of gene therapy field:

The establishment of ethical guidelines for the clinical use of gene therapy;

The improvement of the administrative regulations for gene therapy and the regulatory measurements of relevant products;

The study of pharmacoeconomics to aid in setting up pricing according to market laws;

The establishment of insurance system and policies for gene therapy products in China.

New acute and chronic infectious diseases have always threatened people's lives and health, and have had a heavy impact on emerging gene therapy products represented by mRNA vaccines which are potentially effective to quickly respond to emerging infectious diseases. Moreover, new gene therapy technologies represented by gene editing also provide solutions for the prevention and treatment of major chronic infectious diseases such as AIDS and hepatitis B. In short, the gene therapy ecosystem is being formed in China. The gene therapy products are diverse and a market has formed at a certain scale, giving sound social and economic benefits. In the future, gene therapy will definitely play an important role in the prevention, diagnosis and treatment of diseases.

目　　录

第一章

基因治疗概述

第一节 基因治疗的概念及类型

基因治疗是通过对基因进行修饰来治疗疾病的技术。针对一些难治性疾病（包括单基因遗传病和癌症等），基因治疗显示了非常显著的疗效。基因治疗是目前生物制药最前沿的领域之一，自2003年以来已经有多个基因治疗药物分别在中国、美国和欧洲等地获批上市（表1-1）。

近年来，基于细菌核酸酶的基因编辑技术高速发展，该法可以对基因进行精确的添加、切除和校正。Cas9是目前研究最深入的核酸酶。利用该酶进行基因编辑的原理是通过设计的指导RNA（gRNA）靶向细胞基因组特定位置的DNA，由CRISPR/Cas9诱导产生双链断裂（DSB），从而在修补过程中完成基因的添加、切除或校正（图1-1）。其中，非同源末端连接（NHEJ）介导的修复可引起DSB位点的DNA序列插入或缺失碱基导致基因失活；同源重组介导的同源定向修复（HDR）则在同源供体 DNA 模板的存在下，利用同源重组在特定位点添加新序列或纠正突变。最新的单碱基编辑技术利用基因工程改造的核酸酶，在细胞基因组上只产生单链切口从而实现对基因的编辑。该方法可通过增强基因编辑准确性和降低脱靶风险来提高治疗的安全性。

表 1-1　获批上市的部分基因治疗药物

药品名	治疗疾病	载体	上市时间（年）	价格
Gendicine	头颈癌	腺病毒载体	2003	未知
Glybera	先天性脂蛋白脂酶缺乏症	rAAV 载体	2012	110 万欧元
Imlygic	黑色素瘤	HSV 载体	2015	6.5 万美元
Strimvelis	腺苷脱氨酶缺乏症	慢病毒载体	2016	65 万美元
Kymriah	急性淋巴细胞白血病	慢病毒载体	2017	47.5 万美元
Yescarta	非霍奇金淋巴瘤	慢病毒载体	2017	37.3 万美元
Luxturna	RPE65 缺陷引起的视网膜营养不良	rAAV 载体	2017	85 万美元（双眼）
Zynteglo	β 地中海贫血	慢病毒载体	2019	177 万美元

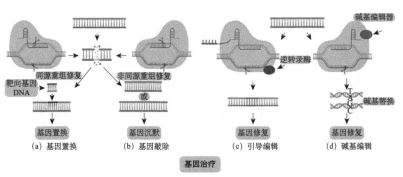

图 1-1　基因编辑技术示意图

从治疗机制来看，基因治疗可以划分为基因替代（gene replacement）、基因沉默（gene silencing）和基因添加（gene addition）。基因替代通过导入正常基因来替代缺陷基因，从而发挥机体所需要的基因功能。基因沉默是通过基因敲除（gene knock-out）、表达反义 RNA 等方式终止功能异常的致病基因的活性。基因添加则是通过基因敲入（gene knock-in）等方式导入新的外源基因发挥治病功能。

基因治疗根据治疗途径可划分为体外和体内两种（图 1-2）。体外基因治疗首先通过载体将治疗基因导入细胞，之后再将细胞输入患者进行治疗。嵌合抗原受体 T 细胞免疫治疗（CAR-T）就是其中一个经典例子。其原理在于先在体外将患者 T 细胞从血液中分离培养，之后再将靶向并杀死癌症细胞的基因利用慢病毒载体导入 T 细胞，最后将成功改造的 T 细胞大量扩增后输入患者体内杀死肿瘤细胞。体外治疗的另一个例子是体外利用携带正常功能基因的逆转录病毒感染造血干细胞，之后再将经过改造的造血干细胞移植到遗传病患者体内进行治疗。目前的适应证包括腺苷脱氨酶缺陷型重症联合免疫缺陷病（ADA-SCID）、地中海贫血（thalassemia）或镰状细胞贫血（sickle cell anemia）等。体内基因治疗则是将携带治疗基因的载体直接输入患者体内进行治疗。这些载体可成功靶向目标细胞，表达治疗基因。典型的成功案例包括利用重组腺相关病毒（rAAV）对遗传病如先天性黑矇（LCA）和血友病 B 患者的治疗：前者是将携带正常 *RPE65* 基因的 rAAV 通过视网膜下注射实现视网膜上皮细胞的感染；后者是将携带正常凝血因子Ⅸ基因的 rAAV 通过静脉注射实现肝脏细胞的靶向感染。

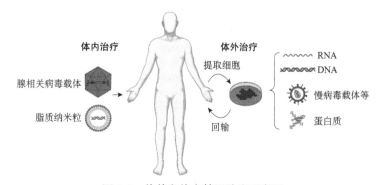

图 1-2 体外和体内基因治疗示意图

3

第二节　基因载体的制备

基因治疗的载体可以分为病毒载体和非病毒载体。常用的病毒载体有腺相关病毒载体、逆转录病毒载体、慢病毒载体和腺病毒载体等；非病毒载体有纳米颗粒、脂质体等。病毒载体感染效率和靶向性高、毒副作用低，是基因治疗中目前更常用的载体，但其质控难度大、成本高。非病毒载体具有容易制备、成本较低、容易质控、携带基因的大小受限制小的优点，缺点在于靶向性和感染效率较差。

现有的病毒载体中，rAAV 载体在遗传病的基因治疗中最常用，慢病毒载体在癌症的 CAR-T 上常用。常见病毒载体的分类及相关特点如表 1-2 所示。

表 1-2　基因治疗常用病毒载体

	AAV	慢病毒	逆转录病毒	腺病毒
基因组类型	单链 DNA	单链 RNA	单链 RNA	单链 DNA
包装容量（kb）	5	8	8	8
基因组整合	不整合	整合	整合	不整合
感染细胞类型	多	多	分裂细胞	多
免疫原性	低	中	中	高
表达持续性	长	长	长	短
使用策略	体内	体外	体外	体内

一、病毒载体的制备

目前病毒载体的常用制备方法主要有两种。一种是利用质粒共转染细胞制备病毒载体，如 rAAV 和慢病毒载体。另外一种是利用同源重组方式获得少量病毒载体后，再进行扩增制备大量需要的病毒载体，如腺病毒载体和痘病毒载体。

（一）质粒共转染

以 rAAV 载体为例，该载体通常是利用三质粒共转染 293 细胞或 239T 细胞来制备（图 1-3）。三个质粒分别携带治疗基因（两端是 AAV 包装信号 ITR：末端反向重复序列）、AAV 包装辅助基因（Rep/Cap）和腺病毒辅助基因（E2A、E4orf6 和 VARNA）。病毒收获液经过纯化后用于体内基因治疗。

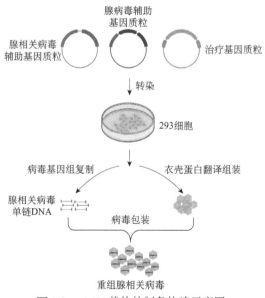

图 1-3　rAAV 载体的制备构建示意图

慢病毒载体通常也是利用三质粒或四质粒共转染制备，一般采用 293T 细胞。质粒分别携带治疗基因（两端是慢病毒包装信号 LTR：长末端重复序列）、整合酶、逆转录酶和其他包装辅助基因。病毒收获液经过纯化后用于体外细胞感染。

病毒载体利用多质粒的原因之一是希望尽量减少非同源重组

产生的类似野生型病毒的能复制的病毒载体（replication-competent virus），这类载体会影响病毒类基因药物的安全性。

（二）同源重组

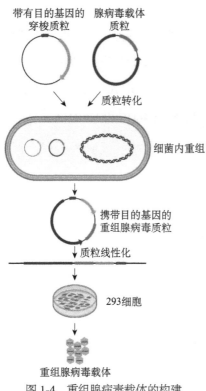

带有目的基因的穿梭质粒　腺病毒载体质粒

质粒转化

细菌内重组

携带目的基因的重组腺病毒质粒

质粒线性化

293细胞

重组腺病毒载体

图 1-4　重组腺病毒载体的构建

重组腺病毒载体是将治疗基因放在穿梭质粒上，在细菌内利用基因重组获得需要的携带重组腺病毒基因组的质粒，然后再将该质粒通过转染 293 细胞获得重组病毒。这样获得的重组病毒经过扩增和纯化后用于基因治疗（图 1-4）。

重组痘病毒载体是将治疗基因放在带有两个痘病毒同源序列之间的质粒上，在质粒转染及改造的缺陷型痘病毒感染细胞后，利用质粒上的两个痘病毒同源序列在细胞内和缺陷型痘病毒进行基因重组，通过筛选获得需要的重组痘病毒。最后该重组痘病毒经过扩增和纯化后用于基因治疗。

二、非病毒载体的制备

非病毒载体中，脂质体载体的应用早，相关研究全面。随着纳米技术的发展，不同材料来源的纳米载体正成为新兴的非病毒载体。脂质体载体制备的相关过程介绍如下。

首先将一种阳离子脂质（cationic lipid，如 DOTAP）和一种两性离子辅助脂质（zwitterionic helper lipid，如 DOPE）混合形成脂质体，然后再将核酸（DNA 或 RNA）和脂质体混合，形成携带治疗用核酸的脂质体载体。制备的脂质体载体感染细胞后，它通过和细胞膜融合、内吞进入细胞质，这时如果携带的是 RNA 分子（如 mRNA 或 siRNA 等），可以直接发挥相应的治疗作用；如果携带的是 DNA，则通过内体逃逸进入细胞核，再转录为 mRNA 或 miRNA 等发挥治疗作用。

第三节　基因治疗的特点

和其他药物一样，基因治疗药物的开发包括临床前研究、临床试验、新药申报等阶段。不同的是，基因治疗药物的步骤相对复杂，质量控制环节多。由于上述特点，加上个性化用药或规模化生产尚在完善中，这类药物目前售价极其昂贵，单次或一个疗程用药所需的费用从几十万到二百万美元不等。我们就目前基因治疗中最常用的 rAAV 和慢病毒载体的独特性进行相应分析。

rAAV 载体具有以下特点：①治疗疾病种类多。不同的单基因遗传病需要靶向不同的细胞类型，而 rAAV 具有不同细胞靶向的多种血清型。rAAV 有一百多种天然血清型，针对不同靶向的组织细胞可以获得感染效率高的天然血清型；同时，利用生物工程技术还可以在天然血清型的基础上进行改造获得靶向感染效率更高的血清型。②疗效显著。单基因遗传病的治疗靶标清晰，利用 rAAV

将正常的治疗基因导入靶向细胞就可以实现精准治疗，在小鼠等动物模型上实现了"一次治疗，长期有效"。通过 rAAV 治疗的血友病 B 患者，疗效已持续 9 年。值得注意的是，因为 rAAV 载体治疗后，机体会产生针对 rAAV 载体衣壳的抗体，因此目前的治疗是一次性的；患者体内对治疗所用 rAAV 载体有高滴度中和抗体的，一般不纳入治疗人群。③成药时间快。由于治疗群体相对少，因此在临床试验中不需要健康人群做对照，所纳入的患者较少，通常 I / II 期临床试验患者是 10～15 人；同时由于是精准治疗，一般来说疗效确切、显著。

慢病毒载体具有以下特点：①治疗血液肿瘤疗效显著。CD19 是血液肿瘤如急性淋巴细胞白血病（ALL）特异的 B 细胞表面抗原，目前针对 CD19 为靶标的 CAR-T 在大部分临床试验中都显示了好的治疗效果。同样，以 BCMA 为靶标的 CAR-T 在多发性骨髓瘤中也效果显著。②安全性较好。CAR-T 采用的 T 细胞来自患者本身，自身免疫的风险非常低。该疗法需要关注的是由于大量 T 细胞的输入导致的细胞因子风暴。另外，因为肿瘤微环境的障碍，目前 CAR-T 对实体瘤的疗效还非常有限。

第四节　国内外基因治疗的相关法规

由于国外基因治疗研究开展较早，尤其是在美国，这一类药物在研发政策、生产制造等方面的法规相对较完善。我国近两年来也加快了这一类药物的法规建设。国内外基因药物相关的法规见表 1-3。

表 1-3 基因治疗相关的国内外法规

国家/地区	发布时间（年）	法规名称
美国	2013	Guidance for Industry: Preclinical Assessment of Investigational Cellular and Gene Therapy Products
	2015	Determining the Need for and Content of Environmental Assessments for Gene Therapies, Vectored Vaccines, and Related Recombinant Viral or Microbial Products; Guidance for Industry
	2015	Considerations for the Design of Early-Phase Clinical Trials of Cellular and Gene Therapy Products; Guidance for Industry
	2015	Design and Analysis of Shedding Studies for Virus or Bacteria-Based Gene Therapy and Oncolytic Products; Guidance for Industry
	2016	Recommendations for Microbial Vectors Used for Gene Therapy; Guidance for Industry
	2020	Human Gene Therapy for Retinal Disorders; Guidance for Industry
	2020	Human Gene Therapy for Rare Diseases; Guidance for Industry
	2020	Human Gene Therapy for Hemophilia; Guidance for Industry
	2020	Testing of Retroviral Vector-Based Human Gene Therapy Products for Replication Competent Retrovirus During Product Manufacture and Patient Follow-up; Guidance for Industry
	2020	Long Term Follow-up After Administration of Human Gene Therapy Products; Guidance for Industry
	2020	Chemistry, Manufacturing, and Control (CMC) Information for Human Gene Therapy Investigational New Drug Applications (INDs); Guidance for Industry
	2020	Interpreting Sameness of Gene Therapy Products Under the Orphan Drug Regulations; Draft Guidance for Industry
	2021	Human Gene Therapy for Neurodegenerative Diseases; Draft Guidance for Industry
	2021	Manufacturing Considerations for Licensed and Investigational Cellular and Gene Therapy Products During COVID-19 Public Health Emergency; Guidance for Industry
欧盟	2008	Guideline on the Non-clinical Studies Required before First Clinical Use of Gene Therapy Medicinal Products
	2009	Guideline on Follow-up of Patients Administered with Gene Therapy Medicinal Products
	2018	Quality, Preclinical and Clinical Aspects of Gene Therapy Medicinal Products
中国	2008	人基因治疗研究和制剂质量控制技术指导原则
	2020	基因治疗产品药学研究与评价技术指导原则（征求意见稿）
	2021	基因治疗产品非临床研究与评价技术指导原则（征求意见稿）

第五节　未来发展趋势和建议

一、尽早制定我国的孤儿药法案

孤儿药法案可以促进基因药物的研发，使患者获益。最早的孤儿药法案在美国于 1983 年颁布，之后欧洲和日本也分别通过了类似的法案。虽然遗传病种类多，但每种疾病的患者相对少，收益有限，因此在没有孤儿药法案前制药公司开发意愿低。孤儿药法案通过在税收抵免、专项基金资助研究、市场独占期、加快其注册审评审批等方面的优厚政策极大地鼓励了制药公司的开发意愿，造福了广大患者和其后更大的患者家属人群。我国虽然在 2018 年发布了《第一批罕见病目录》，2019 年发布《罕见病诊疗指南（2019 版）》等，但到目前为止还没有发布具体的基因治疗药物研发和临床治疗的法律。

二、加快基因治疗药物的支付体系建设

对于基因治疗药物，欧美有较为健全的支付体系，保证患者得到充分的治疗。基因治疗药物本身在研发、制造工艺上的高昂成本导致目前已上市的产品价格在 40 万～200 万美元左右。考虑到基因疗法"一次治疗，长期有效"的疗效，在相关疗法研究日趋成熟、原材料价格进一步下降的前提下，相比于传统疗法，基因疗法对患者和国家带来的总的经济负担将会减小。目前对于一

次性付出高昂的治疗费用，需要有良好的支付体系。参考各国罕见病保障体系，美国相对比较健全，采取以商业保险为主、政府医疗保健计划为补充的形式进行补助。我国的罕见病保障体系与其他国家相比较为单一，主要是通过医保报销，因此需要尽快将国家医保、商业保险和个人支付等方面进行协调，找到适应中国国情的支付体系。

三、完善并鼓励研究者发起的临床试验

基因治疗药物，尤其是针对遗传病的药物，机制明确、疗效显著，其早日上市对患者和社会都有极大益处。但这类药物的研发成本高，药物疗效是相关研发机构或公司做出资金和时间投入量的最重要考量因素之一。IIT 可以最快明确药物对患者的治疗效果，解除研发单位顾虑，因而在西方国家的基因治疗药物研发中IIT 被广泛使用。我国虽然在 2021 年批准了，但需要进一步清晰明确相关法规，对罕见病研发过程中的 IIT 需要鼓励。

四、大力培养基因治疗相关的科研人员

基因治疗相关的科研人员由药物研发人员和对疾病进行诊断与治疗的医生等构成。科研人员的研究水平决定了药物的研发质量和竞争能力。国外基因治疗方兴未艾，基础科学研发人员处于短缺状态。我国基因治疗的专业人才相对于国外在数量和质量上还有很大差距，尤其表现在方法的原始创新上，因此这类人才的培养需要从研究生政策、考评机制等多方面入手，改变现状。

五、发展病毒载体的规模化生产技术，攻克上下游物料的"卡脖子"技术

目前利用重组病毒载体的规模化生产技术是限制其应用的最大瓶颈。病毒载体制备涉及的步骤多、流程长、产量低，同时工艺放大规模小、不稳定导致产能有限，成本昂贵。例如广泛使用的 AAV 载体，在系统给药的情况下，目前三质粒转染工艺一批次仅能生产几十位患者的药物，这也直接导致了现在患者面临的几十万美元的天价药。

用于基因治疗药物研发使用的膜包、填料、耗材和仪器等被极少数外国公司控制，而国内相关公司的技术积累少，也未能形成研发合力，因此有"卡脖子"的潜在风险。在这个方面，需要国家层面组织攻关，开发国产替代品，减少这类物质对国外大公司的依赖。

第二章

国外基因治疗的
发展现状与趋势

第一节　美国基因治疗发展现状与趋势

　　在 1972 年，弗里德曼（Friedmann）和罗布林（Roblin）在《科学》(Science)上发表了一篇具有划时代意义的前瞻性评论，提出了基因治疗是否可以用于人类疾病治疗的设问（Friedmann and Roblin，1972）。随后，美国国家卫生研究院（National Institutes of Health，NIH）重组 DNA 咨询委员会组建了基因治疗分委员会。这标志着美国开始从政府和管理层面关注基因治疗，从此基因治疗开始走向正规与系统。1990 年，NIH 临床中心在 FDA 监督下开展了美国首例人类基因治疗试验，之后基因治疗的热度不断上升。1999 年，美国一男孩在一项基因治疗的临床试验中不幸去世。此后，基因治疗不论从社会舆论、国家政府资助、民间资本还是学术界角度都进入寒冬。在政府机构、学术机构和商业赞助的支持下，科学家开展了大量与基因治疗基本原理、安全应用相关的工作。进入 21 世纪，基因治疗开始缓慢地走出困境，不断有令人鼓舞的成功案例出现。2015 年，安进（Amgen）公司的溶瘤病毒药物 T-Vec 分别在美国和欧洲获得批准上市，这是基于单纯疱疹病毒载体的黑色素瘤的基因疗法，成为第一个被批准的非单基因遗传疾病的基因治疗产品（Dolgin，2015）。自 2017 年以来，美国 FDA 陆续批准了 4 种基因疗法上市。2018 年，*Science* 杂志刊发文章 "Gene therapy comes of age"，标志着以 rAAV 载体、慢病毒载体和基因编辑为代表的基因治疗时代正式来临（Dunbar et al，2018）。

一、美国政府将基因治疗视为国家发展战略

基因治疗已经开始进入高速发展的阶段，其安全性和有效性开始得到医药监管部门和医药巨头的认可。美国政府希望把创新战略作为促进经济增长的工具，企业和学术机构也意识到包括基因治疗在内的再生医学需要国家战略支持以维持投资和产品研发。2011 年，再生医学联盟（Alliance for Regenerative Medicine，ARM）向美国国会递交了《2011 再生医学促进提案》，提出建立多政府机构构成的再生医学协调委员会，统领政府关于资助、推进以及监管美国再生医学发展的工作；并提议建立专项基金支持再生医学相关的治疗产品与相关技术的研发；设立专项资金资助 FDA 就再生医学监管的核心政策问题开展研究和研讨；详尽调研评估联邦政府在自主再生医学方面的工作，并与主要国家的进展比较。2016 年，美国国会通过了《21 世纪治愈法案》（21st Century Cures Act），从法律层面推动生物医学创新研发、疾病治疗

及大健康领域的发展，包括加速基因疗法、细胞疗法、组织疗法、组织工程产品（支架等）以及联合疗法的发展和审批，在 10 年内投入数十亿美元进行重点资助。美国从国家战略和法律层面对再生医学领域的支持，对于保持其在医疗保健创新方面的国际领先地位至关重要。

二、美国 NIH 加大对基因治疗领域的资助

美国 NIH 是世界上最大的生物医学研究资助机构。1974 年，NIH 首先建立了重组 DNA 咨询委员会，开始了对基因治疗领域的监管。2012 年，NIH 成立了国家转化科学推动中心（National Center for Advancing Translational Sciences，NCATS），致力于促进科学发现从实验室到临床应用的转化。NCATS 通过加强转化科学创新，与监管机构、学术机构、非营利性组织和私营部门的合作，推动用于疾病治疗的创新技术和方法转化应用。基因治疗是 NCATS 重点关注的创新方法和技术之一。2014 年，NIH 授予美国克雷格·文特尔研究所 2500 万美元，以支持传染性疾病（疟疾和流感）的基因研究，在基因水平寻找更好的治疗方法和预防措施。2018 年，NIH 提供 1.9 亿美元启动了一项为期 6 年的体细胞基因组编辑研究计划。研究人员将围绕如何将基因编辑药物靶向输送进入特定组织，以及如何进一步改善并证实这一疗法安全性等问题开展研究工作，从而消除将这项革命性技术应用于治疗人类疾病的障碍。

2020 年，发表在 JAMA 杂志的一篇文章中指出，NIH 在基因治疗产品的发明和临床试验中扮演了重要的角色（Kassir et al，2020）。在统计到的 341 项临床研究中，NIH 为 29% 的项目提供了

基金,制药企业为 46% 的项目提供了基金,学术界(医院和大学)为 54% 的项目提供了基金。36% 的基因治疗项目由药企单独资助,50% 的项目由学术界或 NIH 单独资助。以 NIH 为代表的研究机构正在加大力度推动基因治疗临床试验。药企赞助了所有的Ⅲ期临床试验,而学术机构赞助了几乎一半的Ⅱ期临床试验,这些Ⅱ期临床试验可以作为 FDA 基因疗法快速审批通道的最后测试,也代表学术机构和 NIH 在基因治疗领域中,除了支持基础科学研究,还在扮演越来越重要的角色。

三、民间资本大量涌入基因治疗研究

细胞和基因治疗市场目前正以惊人的速度增长。由于潜在市场巨大,许多生物制药公司将开发和推出创新且突破性的细胞和基因治疗产品列为优先事项。截至 2019 年,全世界共有 17 个再生医学产品获得 "RMAT" "PRIME" 或 "SAKIGAKE" 等优先通道认定。全球细胞和基因治疗市场分为五个主要区域:北美,欧洲,亚太地区(APAC),拉丁美洲和中东 / 非洲(MEA)。美国以 60% 的市场份额领先,其次是欧洲,亚太地区,拉丁美洲和 MEA。美国已有超过 400 家公司积极从事细胞和基因疗法产品的研究和产品开发。2019 年,再生医学产业总体投融资达 98 亿美元,主要投向是基因治疗和细胞治疗。一些传统的大、中药厂对细胞、基因治疗药表现出强烈兴趣,并购也非常活跃。

四、美国基因治疗监管体系日趋完善

相对于传统药物,细胞和基因治疗制品具有研发技术含量高、技术更新迭代快、产品有效期短、制备操作环节多、质量控制难度高且要求严格、个性化程度高、对临床医生的协同要求高等特点，这也对企业、医疗机构以及监管部门都提出了更高的要求和新的挑战。美国对于细胞和基因治疗产品的监管体系已经形成了由法律、法规、管理制度与指南三层组成的相对完善的法规监管框架（Collins and Gottlieb，2018）。在法律层面，美国《联邦食品、药品和化妆品法案》（FD&C Act）及《公共卫生服务法案》（PHS Act）是细胞和基因治疗产品管理的主要法律依据。《联邦规章典集》（CFR）第 21 篇是食品药品相关法规，是基因治疗产品审批主要依据的法规。1997 年美国对《公共卫生服务法案》和《联邦食品、药品和化妆品法案》进行修订，正式将基因治疗纳入药品管理法规框架中，并采用法律和咨询机构或委员会结合的管理模式。在美国，细胞及基因治疗产品的监管由 FDA 的下属机构生物制品评价与研究中心（Center for Biologics Evaluation and Research，CBER）具体负责。CBER 对于细胞、组织和基因治疗产品专门设立了细胞、组织和基因治疗办公室（Office of Cellular, Tissue and Gene Therapies，OCTGT），以审查和评估提交的细胞、组织和基因治疗产品的安全、效力等方面的信息。OCTGT 监管的产品包括了细胞治疗产品、基因治疗产品、治疗性疫苗、异基因产品、组织 / 以组织为基础的产品和某些医疗器械（如细胞选择器械等）。2016 年，FDA 将原来的 OCTGT 改建为组织和先进疗法办公室（Office of Tissue and Advanced Therapies，OTAT），负责细胞、基因和组织疗法等产品。2017 年，FDA 正式对再生医学发布了全面的政策指南《再生医学产品监管框架》，涵盖了加快产品开发的多种策略，其中包括再生医学先进疗法认定。2018 年，NIH 和 FDA 联合宣布，基因治疗试验性新药将由 FDA 单独审查。在不断增长的基因治疗临床前、临床和生产等领域的经验和共识基础上，综合信息编纂加入了多种疾病靶标，旨在继续加快基因治疗的开发。同年，FDA 发布了 6 份新纲要性指导文件，包括血友病、视网膜疾病以及罕见病这 3 个特定领域的基因治疗指南，旨在促进基因治疗产品的开发。与此同时，还针对基因治疗产品的生产环节问题更新了 3 个指导原则：《人类基因疗法新药申请的化学、制造和控制信息》《在产品生产、患者随访期间，测试基于逆转录病毒基因治疗产品的病毒复制能力》以及《人类基因治疗产品给药后的长期随访》。2019 年，FDA 发布《针对严重疾病的再生医学疗法的快速审评计划》和《基于再生医学先进疗法的医疗器械评估》。根据上述指南，再生医学先进疗法包括细胞治疗、基因治疗、治疗性组织工程产品、人类细胞和组织产品以及使用这些疗法或产品的任何组合产品。鉴于再生医学先进疗法领域蕴藏的巨大机遇与挑战，FDA 利用严格的程序来完善和澄清法律，标志着所有利益相关方向前迈出了重要一步。不可否认，将再生医学具有前景的研究成果转化为医疗产品，在产品的研发、生产、临床前研究和临床试验等诸多环节仍存在诸多挑战。为保障再生医学产品的安全性和有效性，监管部门对于该类产品的监管理念和技术审评要求正在不断完善。

第二节　欧洲基因治疗发展现状与趋势

一、欧盟基因治疗发展概述

欧洲历来是先进疗法的先驱，是国际上较早批准基因疗法的地区，并且拥有全世界先进疗法的最高数量的营销许可（Ma et al, 2020）。2012年，欧洲药品管理局（EMA）批准了荷兰 uniQure 公司研发的 Glybera 药物，用于治疗先天性脂蛋白脂酶缺乏症。EMA 对 Glybera 的推荐上市建议对于基因治疗领域而言是个极大的进步，这将有助于其他基因治疗方法的陆续面世。2016年，EMA 批准了 Strimvelis，使用 γ 逆转录病毒载体将正常的 ADA 基因导入 ADA-SCID 患者造血干细胞的基因疗法，由葛兰素史克（GSK）公司研发，该项治疗是基因治疗成功走向临床市场的又一个里程碑（Aiuti et al, 2017）。2019年，EMA 对 Zynteglo 进行了有条件批准（Harrison, 2019）。2009 至 2017 年，先进医疗产品（ATMPs）进行了 500 多次临床试验，10 个 ATMPs 产品获批上市。

　　欧盟框架计划建立了专门的基因治疗资助计划——CliniGene（2006～2011年），出资 6580 万欧元推动欧洲临床基因治疗的发展。欧盟第六框架计划（2002～2006年）、第七框架计划（2007～2013年）期间，各资助了约 30 项基因治疗研究项目。2014年，欧盟启动了"地平线 2020"（Horizon 2020）科研创新框架计划，其中基因治疗获得约 5000 万欧元资助（Gancberg, 2017）。欧盟 2021～2027 年的科研创新框架计划预算约为 1000 亿欧元，是欧盟历史上最大手笔的科研资助，重点关注三大领域：基础研究、创新和社会重大问题。欧盟的所有成员国已经认识到新一代细胞和基因疗法所带来的潜力和障碍，并已提议将个性化医学作为科研资助中的健康集群重点。此外，先进疗法（包括细胞疗法和基因疗法等）被明确认为是支持卫生技术发展的关键焦点。2018年，欧盟成立欧洲创新理事会（European Innovation Council，EIC），拟通过两类措施对包括细胞和基因治疗在内的创新活动给予资助。其一是"欧洲创新理事会探路者"（EIC Pathfinder），将接受来自高校等法定机构的科研项目申请，单项资助金额最高可达 500 万欧元，主要瞄准初创企业或新的商业计划。其二是欧洲创新理事会加速器（EIC Accelerator），主要是帮助企业将具有市场前景的新产品快速推向市场，它将根据企业的实际情况，为企业提供"量身定制"的金融支持，包括资助、贷款和股权等多种形式的组合。资助资金采用分期支付方式，单一项目获得的资助最高可达 3000 万欧元，银行、风投公司和公共创新机构将参与到合作项目中来。

二、欧洲各国对基因治疗领域的资助持续增加

（一）英国拥有完善的细胞和基因治疗产业

以英国雄厚的科研实力为后盾，英国众多生物医药公司在细胞和基因这一领域中已经抢占了一席之地，例如由英国伦敦大学学院支持创立的生物医药公司 Autolus 就在 CAR-T 领域占据了先机，这一疗法在治疗白血病等疾病的临床研究中表现出了巨大优势。英国发展基因疗法和细胞疗法的另一个优势是其完善的管理。例如，英国政府建立了旨在帮助创新药研发的机构。英国成立技术战略委员会（Technology Strategy Board，TSB），2014 年更名为英国创新署（Innovate UK，IUK）。IUK 是英国七大科研及学术的公立投资机构之一，隶属于英国国家科研与创新署（UK Research and Innovation，UKRI）。IUK 通过对英国企业、高校等机构的科研资助，来实现对新兴技术的潜力开发并使其获得商业成功，从而推动英国国家生产力的持续增长。2018 年，在 IUK 的建议下，英国政府设立了 10 亿英镑的产业战略挑战基金。英国政府先从产业战略挑战基金拿出 1.46 亿英镑，投资设立世界首创的英国先

进疗法治疗中心（Advanced Therapy Treatment Centre，ATTC）；2018 年继续投资超过 6000 万英镑，成立了细胞和基因治疗创新中心（Cell and Gene Therapy Catapult，CGT Catapult），支持并开发迅速发展的细胞与基因治疗产业，同时展现英国政府的现代产业战略。该中心的发展目标是到 2025 年，使基因和细胞治疗领域的全球产业规模达到 160 亿美元，为英国创造 18 000 个就业机会，并使之成为英国的一个产业。CGT Catapult 代表了英国雄心勃勃的产业战略，通过汇整大学和产业，英国既可以创造高价值工作，又可以开发潜在的拯救生命的治疗技术，让英国科学、研究和创新领域处于世界领先地位。

（二）法国长期支持细胞和基因治疗产业发展

法国在基因治疗研究领域起步很早。20 世纪 90 年代，法国政府决定通过批准临床试验，促进小型基因疗法研究中心和医院的整合，来促进基因疗法发展。20 世纪末，阿兰·菲舍尔（Alain Fischer）开展了一项成功的基因治疗临床研究，证明了通过基因疗法治疗免疫缺陷婴儿的可能性。2009 年年底，法国宣布实施总额为 350 亿欧元的未来投资计划，旨在通过投资促进技术进步，拉动长期的经济增长。通过未来投资计划，法国创建了两个独特的细胞和基因治疗工业平台，从而为临床试验和市场提供了 GMP 级产品。2013 年，CELLforCURE 建成了细胞和基因治疗先进医疗生产平台，用于后期临床阶段和市场准入。该平台由未来投资计划和法国国家投资银行支持，总投资额为 8000 万欧元。2018 年，法国医药监管部门推出一项新机制，加速基因治疗的创新药试验。法国依托大学、医院的临床研究中心，涌现出一系列创新性的细胞和基因治疗学术成果，诞生了一批优秀的基因治疗和细胞治疗制药企业。在未来几十年，细胞和基因治疗等先进疗法将成为法国经济较大的增长来源之一。

（三）荷兰细胞和基因治疗研究生机勃勃

荷兰的生命科学领域生机勃勃，拥有超过 420 家生物制药公司、2900 家创新生命科学企业，是全球生命科学和健康企业群较为集中的地区。"地平线 2020"是欧盟范围内的一项研究和创新激励计划，对健康研究项目资助力度较大。来自荷兰的机构参与了"地平线 2020"约一半的健康研究项目。受英国脱欧影响，EMA 从伦敦迁至荷兰后带动了荷兰生物医药研发。

20 世纪六七十年代，荷兰放射生物学研究所开发了同种异体骨髓移植，并和莱顿儿童医院合作，在免疫缺陷患者中开创了临床应用先河。放射生物学研究所和莱顿儿童医院持续合作，努力将异体骨髓移植应用于溶酶体贮积症等疾病的治疗。在这些临床应用中，荷兰的研究者发现造血干细胞的小胶质细胞后代能够通过血脑屏障，这项成果如今已成功应用于此类疾病的干细胞基因治疗。荷兰的研究机构还证明了 DNA 可以有效地转移到靶细胞中。荷兰通过专门的资助计划，在政府层面上促进荷兰的基因疗法研究。2001 年，荷兰健康研究与发展组织（ZonMw）发布了转化基因治疗研究计划，该计划的总体目标是在深入的临床前转化研究基础上，促进基因治疗的临床研究。该计划的总预算为 1580 万欧元，单个项目的最高资助为 7 年 140 万欧元。2008 年，ZonMw 发布了总研究经费为 2350 万欧元的转化成人干细胞研究计划，促进成人干细胞的临床研究。2012 年，荷兰 uniQure 公司研发的基因治疗药物 Glybera 率先在欧盟获批上市。2020 年，莱顿大学医学中心建立了荷兰干细胞和基因治疗临床进展中心，这是荷兰最大的非营利干细胞和基因治疗设施，也是欧洲最大的设施之一。该中心是荷兰生物技术生态系统中的重要组成部分，支持学术界和小型初创企业，将研究和早期临床项目转化为适用于患者的健康解决方案。

三、欧洲建立了完善的基因治疗监管体系

EMA 对于细胞和基因产品按照人用药品进行管理。将基因治疗产品、细胞治疗产品和组织工程产品定义为先进医疗产品，包括体细胞治疗、基因治疗或组织工程为基础的人用药产品。EMA以专门的规定对此类产品进行集中审评管理，包括产品生产要求、技术要求、获准上市的程序、临床试验要求等（Ham et al，2018）。2007 年，在对之前相关法规进行整合的基础上，颁布了《先进医疗产品法规》，并成立了先进疗法委员会，负责 ATMPs 的监管和咨询，相关工作于 2008 年正式实行。细胞和基因治疗产品按照药品申报，由 EMA 下设的先进疗法委员会这一多学科委员会进行审评，审评意见交由人用药品委员会作出最后建议，最终推荐 EMA批准。值得关注的是，《先进医疗产品法规》中提出了"医院豁免"条款，允许医生在经过安全性和有效性验证后，为患者个体进行治疗，主要限定于在医疗机构中进行的个体细胞治疗。豁免权需由欧洲各国家修订至本国的相关医疗法规后得以执行。目前，英国、德国等已经将其纳入法规体系，但也有许多国家尚未完成修订法规的工作。2016 年，EMA 推出了"优先药物"（PRIME）认定方案，皆在加速医药短缺领域药品的审评进程。尽管 PRIME与 FDA 突破性疗法认定（BTD）有所重叠，但仍有差别。入围PRIME 的候选药物临床研究程度更低，而创新性更高。如学术机构或中小型药企在临床前研究和药物耐受性试验取得突出的数据，

就更有在早期进入 PRIME 方案的机会。一旦获得 PRIME 认定，EMA 会采取一系列措施与研发企业持续沟通和跟进。

第三节　日本基因治疗发展现状与趋势

相较于欧美国家，日本的基因治疗领域起步较晚。近年来，日本政府实施举国战略，相继修订出台了有关再生医学的新法规，建立高效的通道促进细胞和生物学等技术向临床应用转化，以确保日本在再生医学领域的研究和临床治疗优势。随着再生医疗市场的逐步扩大，日本国家和地方政府也正在积极加强对再生医疗研究开发和初创企业等的支持力度。在发表的 2019 年生物战略中，日本计划到 2030 年拥有世界上最先进的生物经济。为此，日本策定了 9 个方面的重点发展领域，其中第 6 就是再生医疗，基因和细胞疗法。这些重点发展领域根据日本的优势和全球趋势而制定。这些领域不仅预计将吸引大量投资，而且在市场的增长潜力上也不可低估。日本提出，提升数字化、细胞培养的自动化，并且利用人工智能（AI）技术，从原料到细胞培养到商业化生产建立连续一贯的体系，提高细胞生产的效率，解决目前再生治疗中产能无法满足需求的瓶颈。2019 年，日本批准两款基因疗法，分别是诺华公司的 CAR-T Kymriah，以及 AnGes 公司的基因疗法 Collategene。2020 年，诺华公司研制的基因治疗药物 Zolgensma 在日本获批上市销售，这也是在日本获批的第三款基因治疗药物。目前，这三款基因治疗产品已经纳入日本国民健康保险系统。2019 年，日本富士胶片对其基因疗法 CDMO 部门投入 1.2 亿美元，日本安斯泰来制药集团斥资 30 亿美元轰动性收购美国仿制药公司。

日本将细胞治疗、基因治疗、组织工程产品从药品、医疗器械的再生医学产品中独立出来单独监管，并于 2013 年修订《药事法》，将其更名为《药品、医疗器械和其他产品法》，于 2014 年 11 月实施，增订了再生医学产品监管的部分。2013 年和 2014 年先后发布了《再生医学促进法》和《再生医学安全法》，为相关产品从研发到临床应用方面提供了法律依据。新的法律框架正式实施以来，更多的企业和研究机构进入再生医疗领域，再生医疗产业进入活跃期。日本再生医疗领域的主要国家监管部委包括厚生劳动省、经济产业省、文部科学省、医药品医疗器械综合机构（PMDA）。四个机关单位在研究推动、设计开发、许可认定、品质评价、程序审查等具体事务上各有侧重和分工协作，另外日本标准协会负责安全性评价等行业标准制定（Ishi，2019）。再生医疗创新论坛、日本再生医疗学会、京都大学 iPS 细胞研究所（CiRA）等主要相关机构也在细胞采集、制备、运输、保存等具体技术层面上制定了业内指导文件（Okada et al，2018）。日本对基因疗法的监管方式与欧盟和美国不同，日本对细胞和基因治疗产品实行双轨制管理（虞淦军 等，2019）。整体上，仅是在诊所或医院等机构内部实施的免疫细胞采集和治疗，以及研究者发起的临床试验，由厚生劳动省依照《再生医学安全法》管理并备案。厚生劳动省的监管范围包括安全性和有效性未经证实的细胞治疗技术。以产品上市为目的的细胞治疗产品，或有第三方企业等介入的免疫细胞的基因操作、加工制备、生产销售等，则由 PMDA 管理。2010 年以前，细胞治疗只能在具备细胞制备能力的医疗机构开展；2010 年以后，允许向其他不具备能力的医疗机构提供细胞治疗产品，供其给患者使用。目前已有多家研究中心具备了细胞治疗资质并获得批准，包含研究者进行的临床研究和类似欧盟"医院豁免"形式的细胞治疗应用。依据《再生医学安全法》，日本细胞和基因治疗产品按照三级风险进行申报：未在人体使用过，如 iPS 细胞、胚胎干细胞和导入外源基因的自体或异体细胞等属于第一级高风险产品；已经在人体使用过，如自体间充质干细胞等属于二级中风险产品；自体细胞肿瘤免疫治疗等则属于三级低风险产品。医疗机构根据风险分级，设立研究计划和实施方案，向厚生劳动省提交申请，厚生劳动省根据不同细胞疗法对患者带来的不同潜在风险，分别设有不同的审批程序。日本再生医学产品由 PMDA 依据《药品、医疗器械和其他产品法》进行监管，其评估中心下设细胞与组织产品审批办公室，负责具体审批事务。再生医学产品必须满足以下条件：适应证为危及生命的疾病，治疗方法为满足需求的创新性产品，并经过初步的安全性和有效性验证，符合相关监管法规政策要求。再生医学产品在原有药品 9 个月审评程序的基础上，在临床研究证实其安全性和有效性之后，增加了条件限制性准入许可。条件限制性准入许可时间最长为 7 年，在临床试验和应用中证明细胞治疗产品有效性后，产品可申请作为再生医学产品正式上市；7 年到期后，可再次申请或退出市场。在此期间，PMDA 和厚生劳动省有权终止该产品在临床的应用，以保证无效产品不再在市场流通。目前已有一种骨骼肌细胞产品获得条件限制性准入许可，进入市场，考察期为 5 年。日本也出台了一系列研究指南和规范，包括《干细胞临床研究指南》《人体自体细胞组织产品质量控制与安全指南》《细胞组织操作原则》等。目前日本政府也在考虑对细胞治疗的监管立法，建立分级管理制度，针对诱导多能干细胞、间充质干细胞、免疫细胞疗法制定不同级别的管理办法。

2015年，厚生劳动省推出了"SAKIGAKE"认定，SAKIGAKE认定的颁发需要满足4个条件，即在研药品的创新性；在研药品所治疗疾病的严重性；在初期临床试验显示出的显著疗效；以及计划在日本首先提交或在日本和其他国家同期提交上市申请。SAKIGAKE认定使得在研药品能得到优先审评，并将审评时间从正常的12个月缩短到6个月。2019年，日本通过SAKIGAKE认定加速基因治疗产品的审批流程，同时批准了两种基因疗法产品，并希望以后每年至少通过一种疗法。

第四节　韩国基因治疗发展现状与趋势

2017年，韩国食品药品安全部（MFDS）批准了药物Invossa的上市许可，它也是全球首个上市的针对骨关节炎的细胞和基因疗法。2019年，韩国发布了由相关部门共同制定的《生物健康研发投入战略》，旨在加强战略性的生物健康研发投入，提出了4个领域的未来研发投资组合方向与主要战略。韩国将集中力量开发新一代尖端生物药物，如CAR-T等基于基因治疗药物的新型免疫抗癌药物的源头技术、基因治疗药物生产技术等创新技术。截至2019年，韩国共有七十多款基因治疗产品获批进入临床研究。

在韩国，细胞和基因治疗产品归类为生物制品，并且与其他药品一样，受《药事法》（PAA）监管。MFDS负责监管食品、生物制品、药品、医疗设备和化妆品（Choi et al，2015）。MFDS由总部和下属机构，国家食品药品安全评价研究所（NIFDS）和区域办事处组成。总部的生物制药和草药局负责制定政策和法规，批准后的管理，对生物制品和草药的检查。在 NIFDS 之下，细胞和基因治疗产品部门负责细胞和基因治疗产品的新药申报的市场营销授权和评估，而高级治疗产品研究部门则负责与基因治疗产品监管活动相关的产品测试和研究。MFDS 监管的细胞治疗产品包括体细胞、干细胞，以及此类细胞与支架或其他装置的组合产物。根据产品特性，这些产品受 PAA 和/或《医疗器械法》监管。《人体组织安全和控制法》规范了来自活体或尸体供体的九种人体组织（软骨、骨骼、韧带、肌腱、皮肤、心脏瓣膜、血管、筋膜和羊膜），它们不需要上市前批准，但必须在 MFDS 授权的人体组织库中注册，并符合良好的组织规范。根据《生物伦理与安全法》，必须适当并合乎道德地进行使用细胞、基因和其他人类起源材料的研究，以保护受试者。PAA 定义了药品监管的范围。为了执行 PAA，已经制定了《药品安全实施规则》和各种 MFDS 通知。超过 30 种 MFDS 通知，包括《生物产品审查和授权条例》，规定了适用于化学药品和生物制品（包括细胞和基因治疗产品）的医药产品的审查、批准和管理的详细程序。此外，MFDS 还制定了许多指南，提供了有关问题和主题的建议。

为了加快生物制药的研发和市场批准，韩国通过了《先进再生医学和先进生物制药的安全与支持法》。新法案主要包括四个目标：为先进的生物制药审查和授权引入快速通道；扩大罕见和顽固性疾病治疗的机会；支持再生医学的临床研究；加强生物制药生产安全体系。政府已将先进的生物药物定义为使用活细胞、生物或基因的生物药物，例如细胞疗法、基因疗法和组织工程产品。新的快速通道系统将以三种方式支持生物制药产品的市场批准。第一，允许授权过程更早开始，制药商能够在药物完全开发之前提交数据进行审查。第二，罕见疾病的生物药物可以得到优先审查资格。第三，某些治疗癌症和罕见疾病的药物有资格根据Ⅱ期临床试验的数据获得市场批准，但前提是该药物必须证明其有效性，并且将进行Ⅲ期临床试验。通常，韩国的新药研发需要12至15年。预计新法案将把这一过程缩短到3到4.5年。政府还将建立再生医学临床研究的支持系统。由于安全问题，韩国尚未允许干细胞治疗。根据新法案，干细胞疗法将在有限的条件下可用。必须针对临床研究以及癌症和顽固性疾病的患者进行治疗。经过严格的筛选和授权，政府将指定允许使用干细胞疗法的医疗机构。为了防止招募患者牟利，医疗机构将无法向患者收费。相反，政府将支持临床研究的全部费用。

第五节　印度基因治疗发展现状与趋势

印度政府通过其各种资助机构向科学家和临床医生提供财政支持，从而在印度基因疗法研究的发展中起着领导作用。1998年，癌症治疗、研究和教育高级中心成为印度第一个致力于基因治疗研究的中心。印度有超过10家专门从事基因治疗的研究机构。印度约有7 000万人患有遗传性疾病，这给整个社会带来了沉重的负担。印度为新兴的基因疗法研究创造支持环境，已迈出了一大步；由于潜在产品的技术风险和道德挑战，印度的研发和监管基础设施仍在不断发展。2019年，印度卫生和家庭福利部下属的中央药品标准控制组织（CDSCO）发布的《新药和临床试验规则》中，基因治疗产品被定义为"新药"。2019年，印度发布了《国家基因治疗产品开发和临床试验指南》，以满足基因治疗试验的要求。在起草该指南时参考了美国 FDA 和 EMA 的相关指南，涵盖了基因治疗的所有领域，包括生产、临床前测试、临床管理以及长期随访。印度卫生和家庭福利部组建了基因治疗咨询和评估委员会，该委员会由科学家和临床医生组成，以严格监控印度所有基因治疗的临床试验。该委员会还为调查人员 / 行业提供帮助，并进行临床试验申请（IND）前咨询。

第三章

我国基因治疗的
发展现状与趋势

第一节 我国基因治疗发展概述

一、临床试验

我国很早就接受了基因治疗的理念并开展了相关的研究工作。早在 20 世纪 70 年代，吴旻就提出了基因治疗对遗传性疾病治疗的思路。1985 年，他又提出基因治疗的重要目标是治疗肿瘤。我国的第一例基因治疗临床试验可以追溯到 1991 年，仅仅在美国 1990 年进行的世界首次基因治疗临床试验（Blaese and Anderson，1990）的 1 年之后。1991 年的这项基因治疗临床试验是针对血友病 B 患者的治疗（Lu et al，1993）。该研究中使用的逆转录病毒含有全长的 LTR 和巨细胞病毒（CMV）启动子，这两种元件均为强增强子，并不符合目前的安全标准，不过试验结果表明这种疗法至少在最初几年是安全的，没有观察到与治疗相关的副作用发生（Qiu et al，1996）。于是研究人员又另外招募了两名患者，使用新设计的逆转录病毒载体进行治疗。根据四名患者的治疗结果，研究人员发现，虽然患者都表现出了症状的减轻，但是凝血因子Ⅸ的表达量仍十分有限，最多只能达到正常水平的 5%，而只有达到正常水平的 10% 以上才能真正发挥治疗作用（邱信芳 等，1996）。我国基因治疗的首次临床试验取得了一定的成果，但是仍有很多问题需要解决。到了 2003 年，复旦大学的研究人员又通过使用 rAAV 肌内注射的方式来治疗血友病 B，Ⅰ 期临床试验结果表明这种治疗方式安全且有效。2017 年，深圳市免疫基因治疗研究院登记了一项利用慢病毒载体递送来治疗血友病 A 的临床试验。2019年，天津市血液病医院招募了三名受试者参与血友病 B 的基因治疗临床试验，通过单剂量静脉注射腺相关病毒载体实现凝血因子Ⅸ的功能恢复。

伴随着基因编辑技术与载体的快速发展，基因治疗的应用范围逐渐扩大，为更多疾病的治愈提供了希望。四川大学华西医院的卢铀教授团队开展了世界上首例 CRISPR 基因编辑技术治疗非小细胞肺癌的临床试验，研究团队通过抽取并分离患者的 T 细胞，再通过电穿孔的方式将 Cas9 质粒和 sgRNA 质粒导入离体的 T 细胞中，从而得到 *PD-1* 基因被编辑的 T 细胞。临床试验结果显示，接受基因编辑 T 细胞回输治疗的患者出现与治疗相关的不良事件均为 1 至 2 级，中位随访 47.1 周后，12 名受试者均未发生与治疗相关的严重不良事件，这说明 CRISPR/Cas9 基因编辑的 T 细胞的临床应用总体上是安全可行的。2019 年，北京大学的邓宏魁研究组、解放军总医院第五医学中心陈虎研究组、首都医科大学附属北京佑安医院吴昊研究组联合在《新英格兰医学杂志》发表了一项临床试验的研究成果，他们利用 CRISPR 基因编辑技术对人成体造血干细胞的 CCR5 基因进行编辑，从而实现了基因编辑后的造血干细胞在人体内重建造血系统，有着长期稳定的效果。他们对一名同时患有艾滋病和急性淋巴细胞白血病的男性进行治疗，治疗结果显示患者的急性淋巴细胞白血病的异常细胞形态几乎完全缓解，患者的 T 细胞对人类免疫缺陷病毒（HIV）也存在了一定程度的抵抗能力，并且治疗后没有发现脱靶现象和副作用。这两项针对 T 细胞进行基因编辑再回输治疗的临床试验，初步表明了 CRISPR/Cas9 基因编辑进行肿瘤治疗的可行性以及在人体内的安全性，将促进和推动基因编辑技术在基因治疗临床应用的发展。

二、产业产品

经过多年的发展，我国积累了许多优秀的基因治疗项目，多款基因治疗产品处于临床试验阶段。在 2003 年，我国批准了世界上首个基因治疗产品——今又生（Gendicine），这是一种携带 p53 的重组腺病毒，被用于治疗晚期头颈癌。到了 2005 年，我国的第二款基因治疗产品——安柯瑞获批上市，它是一种经过基因重组而得到的溶瘤腺病毒，主要用于治疗晚期鼻咽癌。安柯瑞的上市销售使我国成为世界上第一个用基因工程手段开发肿瘤溶瘤免疫疗法药物的国家。除了这两款已经上市的产品，我国还有多个基因治疗产品处于临床试验阶段，这些产品大多具有原创性和自主知识产权。基于腺病毒载体，我国开发研制了许多针对肿瘤基因治疗的产品，例如，KH901 这款新一代工程化溶瘤腺病毒，通过选择性地在肿瘤细胞中复制来实现靶向性溶瘤并有效刺激机体的免疫系统，由此达到肿瘤免疫治疗的作用。而针对肿瘤血管内皮抑素，我国开发了基因治疗产品 E10A 用于治疗头颈部肿瘤。除了肿瘤基因治疗产品，军事医学科学院放射与辐射医学研究所联合武汉人福药业开发了重组腺病毒－肝细胞生长因子注射液，用于治疗缺血性心脏病，Ⅰ期临床试验结果显示该制剂治疗效果明显并且毒副作用低，这使我国在心血管基因治疗方面取得了重要的进展。近几年间，我国又开展了多项针对单基因遗传病、恶性肿瘤等各种人类重大疾病的基因治疗临床试验。目前，我国的基因治疗技术产业已经初具规模，发展态势良好，在与国际发展接轨的同时也保持了自身的特点，在国际上处于优势地位。随着基因治疗产业的不断发展，我国逐步建立了高水平的技术平台，培养了大量的专业技术人才，这些都使得我国的基因治疗在国际上的影响力不断增加。

三、基础研究与政策扶持

除了多项临床试验的开展与基因治疗制剂的开发，我国也积极进行了许多针对基因治疗的基础研究工作。"八五"到"十三五"期间，我国一直都十分重视基因治疗的基础研究与关键技术的开发研究工作。2004 年，国家 973 计划把"基因治疗的应用基础研究"列入了重点资助项目，该项目由四川大学生物治疗国家重点实验室牵头，包括国内 20 多家在基因治疗领域的权威研究单位，针对基因治疗所需的递送系统，基因定点整合与定点修复等基因治疗涉及的主要科学问题进行联合研究。在"十五"期间，我国863 计划总共资助了 22 项基因治疗相关的课题，其中就包括重组病毒载体的规模化生产、基因定点修复、基因治疗动物模型的建

立等与基因治疗相关的关键技术的开发。在"十一五"时期，863
计划又专门设立了"重大疾病的基因治疗"和"生物治疗关键技
术及规模化制备"两个重点项目，配套研究经费6000万元。基因
治疗的靶向性问题是治疗的核心与关键，也是技术瓶颈所在，许
多研究都期望能开发一种将基因治疗元件安全有效递送的技术。
我国在基因治疗表达载体研究工作中做了很多努力，除了病毒表
达载体，我国还致力于开发非病毒载体，研究如何提高非病毒载
体胞内递送的效率以防止包含的基因治疗药物因降解而失效。随
着基因治疗基础研究与关键技术的不断突破，我国的许多科研团
队在国际高水平期刊上发表了研究成果，所涉及的临床前试验研
究包括肿瘤、遗传性疾病、感染性疾病等人类重大疾病的基因治
疗。这些研究成果同时也大力推动了我国基因治疗药物的发展，
使我国逐渐储备了大量的很有应用前景且技术先进的基因治疗候
选新药，正处于临床申报、中试生产和安全性评价阶段，另外还
有许多基因治疗产品处于不同的临床试验阶段。在"十二五"期
间，国内十多家单位参与了国家863计划设立的"基因治疗关键
技术攻关及产品研发"项目，这一项目重点开展3～5个基因治疗
产品的Ⅲ期临床试验研究。2016年，在国务院印发的《"十三五"
国家科技创新规划》中，多个章节都与生物医药相关，强调加快
推进基因编辑技术等生命科学前沿关键技术突破，开展基因治疗
等关键技术的研究，研发创新医药生物制品，构建具有国际竞争
力的医药生物技术产业体系。另外，《"十三五"国家战略性新兴
产业发展规划》《中国（山东）、（江苏）、（广西）、（河北）、（云南）、
（黑龙江）自由贸易试验区总体方案》等与经济和社会发展有关的
纲领性文件对基因治疗领域的产业发展制定了激励政策。近些年，
国家自然科学基金、"重大新药创制"等也对基因治疗的关键技术

开发和重点产品的转化进行了大力资助。对基因治疗基础研究与产品开发的大量资助，推动了我国基因治疗研究的快速发展，也提升了我国在基因治疗研究领域的国际地位。

第二节　我国基因治疗监管体系

我国最早关于基因治疗的监管政策《基因工程安全管理办法》于1993年首次出台，但规则中并未规定基因治疗的具体细节。同年发布了《人的体细胞治疗及基因治疗临床研究质控要点》，为基因疗法提供了具体的质量控制指南，对促进基因疗法的快速发展起重要作用。1999年发布了《新生物制品审批办法》和《药品临床试验管理规范》，将基因治疗纳入了新生物产品和药物临床试验的监管范围。由此在基因治疗领域，中国形成了技术和药物的两条监管路径，以及由科学、技术、卫生和药物等多个主管部门进行监管的模式。不过早期基因治疗的监管政策相对宽松，而且监管措施也相对粗略。2003年发布了《人基因治疗研究和制剂质量控制技术指导原则》。根据《人类辅助生殖技术管理办法》（2001年），制定了人类辅助生殖技术的技术规范以及人类辅助生殖技术和人类精子库的道德原则，并制定了禁止以生殖为目的进行基因治疗临床试验的政策。2007年发布了《涉及人的生物医学研究伦理审查办法（试行）》，为基因治疗提供了初步的伦理审查程序。2009年发布了《医疗技术临床应用管理办法》，将基因治疗列为第三类医疗技术。2010年发布了《药物临床试验伦理审查工作指导原则》。2015年取消了对第三类医疗技术临床应用的行政审批，因此细胞疗法和基因疗法可以由医疗机构自行批准。此时，我国关于基因治疗监管的相关意见、指南涉及基因治疗的药物临床试验、质量控制、伦理审查等方面的监管控制，但整体监管仍相对宽松。

2016 年发生了关于"生物免疫疗法"的"魏则西事件"，随后国家立即暂停了所有未经批准的第三类医疗技术的临床申请，基因治疗的监管政策也开始趋于严格。然而，在 2018 年，贺建奎公然投下一枚震惊世界的伦理炸弹，一对经过基因编辑的双胞胎婴儿已经诞生。贺建奎的研究结果一公布立刻引来了各方的指责与质疑，人类生殖系统基因编辑试验具有不可逆的高风险和深远的伦理社会影响，目前，我国尚未就人类基因治疗相关技术问题形成一套全面而系统的法律法规体系，也没有直接针对基因治疗相关问题的法规出台。受到"基因编辑婴儿"事件的影响，我国正在加强生物安全、基因技术和生物医学等领域的立法。2020 年，全国人民代表大会常务委员会通过了《生物安全法》。该法律的目的是为生物安全提供一部基础性、综合性、系统性、统领性的法律。中央全面深化改革委员会第九次会议审议并通过了《国家科技伦理委员会组建方案》，该委员会将有益于推动建立覆盖面广、思路明确和标准有序的综合科学技术伦理治理体系。另外，我国卫生、科学和技术主管部门也正在积极进行相应的立法工作，并已经起草了《生物医学新技术临床应用管理条例（征求意见稿）》和《生物技术研究开发安全管理条例（征求意见稿）》。通过提高生物医药相关法律法规的水平，我国必然会形成更加合理的监督管理机制，也会加强对基因治疗相关领域的监管。相关法律法规的不断健全，将会更好地促进我国生物技术研发、应用和相关产业的健康发展，使监管政策与技术和产业发展、权利保护以及风险控制相协调。

第三节　我国基因治疗的远期规划及建议

尽管基因治疗在我国很早就开始兴起，但是在这个领域我国与西方国家还有一定的差距，为了缩小这个差距，我们还有很多工作要做。

首先，增强人民群众对于基因治疗的理解与相关知识的教育普及。我国是一个人口大国，经济正处于快速发展阶段，人民群众的生活水平也在不断提高，同时对于各种疾病治疗的需求也在不断增加。基因治疗是最新发展的一种疾病治疗手段，有望从根本上治疗甚至治愈如恶性肿瘤、遗传性疾病、艾滋病等人类重大疾病。基因治疗作为一种新的医学门类，正在发生深刻的变化，基因治疗技术的不断成熟，必然会为更多难以治愈的重大疾病的治疗带来曙光。而作为一种新兴的治疗策略，人们对此抱有一定的担忧和警惕也很正常，所以公共教育对基因治疗产业的健康发展至关重要，使人们更全面地了解相关的风险与伦理问题。

其次，加强对基因治疗关键技术与重点项目的发展力度。为了进一步提高基因治疗的效果，并且降低治疗的毒副作用，在基础研究阶段加强对基因治疗关键技术的研究是十分必要的，包括提高治疗基因的转导效率，实现靶向导入与靶向调控，对病毒载体与非病毒载体的优化和改造，开发更加安全可靠的基因治疗载体等。对于生产和临床试验来说，需要加强对产品中试生产工艺和相关质量控制的研究，推动基因治疗产品的研发与产业化进程，加强临床给药关键技术的研究有利于加速基因治疗试验应用的步伐。通过重点推动已经进入临床试验阶段的重点产品的临床试验研究，可以加快基因治疗成果的临床转化和产业化，也会在多种人类重大疾病的治疗领域取得显著的突破。另外，积极开展具有我国自主知识产权且临床应用前景好的创新性基因治疗产品的临床前研究，将为我国储备更多优秀的基因治疗项目，实现基因治疗产业的可持续发展。

另外，良好的产业发展离不开国家层面的扶持。基因治疗是一个新崛起的产业，需要国家的大力支持才能更好地发展。通过建设基因治疗重点研发基地及临床转化平台，建立国家级大型的基因治疗产品研究与人才培养基地，将会增强我国在基因治疗领域的国际竞争力。基因治疗属于高科技产业，同时也是高投入、高风险行业，前期需要投入大量的资金和人力成本。而目前多数研究机构只具有研发能力，缺乏营销和产业化能力，这往往使一些市场前景较好的研究项目难以临床转化和产业化，所以应加大对基因治疗的政策扶持与资金投入，使科学家、企业和政府三方形成紧密互动的关系，使我国的基因治疗作为一个技术平台和经济增长点，日后我国在基因治疗产业领域有望与世界发达国家形成竞争。在大力扶持的同时，国家也要加强对基因治疗产业的监管力度。在美国这样的发达国家，新药的审批十分严格，对于治疗严重威胁人类生命健康的疾病的新药审批设有"快速通道"，并制定了详细的指导原则。我国也可以设立类似的快速通道审批机制，并制定一个切实可行的指导原则，在严格执行新药审批制度的同时，加快新药审批的速度。我国目前对基因治疗的监管复杂且烦琐，通过协调不同规范，简化规范，设立有针对性的法律法规，将有助于缩短从研究到临床应用的时间，也有利于我国基因治疗产业的健康发展。

最后，基因治疗涉及多个复杂的步骤流程，医护人员需要具备扎实的技能和丰富的经验才能承担相应的治疗工作。为了确保能为患者提供优质、安全的先进疗法，需要借助完备的医疗基础设施进行持续性的治疗和监测。应当对相应的医院进行资格认定，充分考虑其基础设施、人员管理和治疗方案的合理性。需要对接受基因疗法治疗的患者进行长期随访，以确保患者的安全，及时监测不良反应的发生情况。医院应该定期递交数据格式统一的评估报告，建立系统化的患者登记制度。为基因治疗行业建立高标准，以更好地造福患者。考虑到基因治疗的成本，为了减轻患者的经济负担，我国可以设立相应的专项疾病基金，覆盖高成本疗法，降低患者的自付比例。通过与保险机构合作，促进商业保险的发展，对基本医疗服务保障进行有效补充。还可以升级基本医疗保险，将基因治疗药物纳入。

综上所述，我国基因治疗产业正处于快速发展时期，已经在基础研究领域取得了许多突破，并且积累了许多优秀的项目，相应的技术平台和产业发展已初具规模。未来在国家重点扶持和资助的情况下，我国必将研发出更多基因治疗的新技术和新产品，实现基因治疗药物更好的开发和临床转化，在国际基因治疗领域也将更具影响力。

第四章

基因治疗产业发展概况

第一节　上市产品

1998 年，美国 FDA 批准了 ASO 药物——福米韦生（Fomivirsen，Vitravene）用于局部治疗免疫缺陷患者（包括艾滋病患者）巨细胞病毒性视网膜炎（Ma et al，2020）。得益于其简单的给药方式和显著的疗效，这款 ASO 药物上市后便获得了大份额的市场收益。虽然后来高活性抗逆转录病毒疗法的出现使这类患者的数量急剧下降，以至于诺华公司不得不将福米韦生从市场上召回，但它对基因治疗产业发展的进程仍然具有十分重要的意义。紧接着，1999 年发生的 Jesse Gelsinger 死亡事件使美国和欧洲在 21 世纪最初几年对基因疗法的研发热情一度跌入谷底（Picano-Castro et al，2020）。21 世纪的前 10 年仅在亚洲有 3 款用于治疗恶性肿瘤的基因治疗药物被批准上市，其中在中国上市的今又生是全球第一款商品化的基因治疗药物，用以治疗头颈肿瘤（Ginn et al，2018）。

自 2015 年开始基因疗法进入了一个新的发展阶段，此后每年都有基因治疗药物获批，甚至在2019年和2020年分别有6款药物上市。截至 2020 年年底，全球共有 30 款基因治疗药物被批准投入临床使用，图 4-1 显示了 1998 至 2020 年每年上市的基因治疗药物数量情况（Ma et al，2020；Shahryari et al，2019；Zhou et al，2019）。

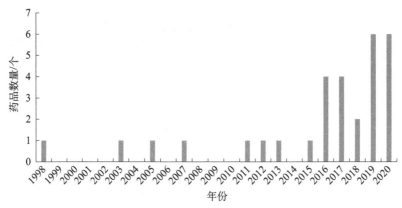

图 4-1　1998～2020 年全球每年上市的基因治疗药物数量

就地域分布而言，美国和欧洲地区是基因疗法的主要市场。包括已经撤市的福米韦生、Glybera 和 Zalmoxis 在内，共有 18 款基因治疗药物被 FDA 批准，15 款药物在欧洲上市。在中国除今又生和安柯瑞两款原研药之外，国家药品监督管理局（NMPA）还批准了 Spinraza。

在这些药物中，有 14 款以病毒为载体的药物，10 款裸质粒 / DNA 药物，4 款 siRNA 药物和 2 款 mRNA 疫苗。在基于病毒载体的 14 款基因治疗药物中，有 1 款基于单纯疱疹病毒，2 款以重组腺病毒为载体，2 款以慢病毒为载体，3 款基于腺相关病毒，其余 6 款均以逆转录病毒为载体。

从药物治疗的疾病领域来看，基因疗法本身是通过修复、调节或控制基因表达而治疗疾病的技术，因而在治疗肿瘤和单基因遗传病等因特定基因缺失或突变而导致的疾病方面有着得天独厚的优势，也因此改变了弥漫大 B 细胞淋巴瘤和单基因遗传病的治疗现状（Ma et al，2020；Shukla et al，2019）。在图 4-1 的基因治疗药物中，除了 12 款用于治疗单基因遗传病的药物之外，还有 7 款产品用于治疗恶性肿瘤，其中有 3 款（Yescarta、Kymriah 和 Tecartus）是基于 CD19 靶向的 CAR-T。心血管疾病作为一个新的基因疗法热门领域，已有 4 款基因治疗药物上市。不仅如此，在面对新冠疫情给全人类所带来的严峻考验时，基因疗法不负众望，生产出 mRNA 疫苗。此外还有一些针对代谢性疾病、眼科疾病或感染性疾病的药物上市。

第二节　在研产品

截至 2020 年 12 月 16 日，通过汤森路透公司旗下 Cortellis Drug Discovery Intelligence（CDDI）数据库检索到目前全球在研的基因疗法相关药物共计 5970 个，其中有约 1/3 正在进行生物活性测试，约 3500 个在进行临床前研究，其中约 500 个药物步入临床研究阶段。在这些进入临床研究的药物中，处于 I 期临床阶段的有 155 个，而进入Ⅲ期临床阶段的仅有 23 个。虽然自 2015 年起每年都有一些新基因治疗药物在世界各地被批准上市，但根据从 CDDI 数据库中检索到的产品研发阶段分布来看，目前大多数基因疗法相关的药物仍处于早期研发阶段，距离大量产品投入临床使用还有一段较长的距离。

就基因治疗药物新药研发机构及其地域分布而言，美国仍然占有绝对的领导地位。持有正在研发的基因治疗药物数量前 10 位的研发机构中（表 4-1），有 8 所机构位于美国，其他仅有法国国家健康与医学研究院（INSERM）和英国伦敦大学学院进入前十。

表 4-1　全球基因治疗药物研发机构（前 10 位）

机构名称	在研产品数 / 个
University of Pennsylvania（宾夕法尼亚大学）	137
INSERM（法国国家健康与医学研究院）	127
University of Florida（佛罗里达大学）	122
Baylor College of Medicine（贝勒医学院）	78
University College London（伦敦大学学院）	65
University of North Carolina, Chapel Hill（北卡罗来纳大学教堂山分校）	65
NIH（美国国家卫生研究院）	62
University of Pittsburgh（匹兹堡大学）	59
Stanford University（斯坦福大学）	58
Nationwide Children's Hospital（美国全国儿童医院）	54

从在研药物的目标治疗领域来说，所检索到的进入临床阶段的基因治疗药物中有 196 个药物与肿瘤治疗相关，这表明对各种恶性肿瘤的治疗仍然是基因疗法的一大研究热点。数量第二多的是用于治疗神经和肌肉退行性疾病的药物，有 63 个。最近几年越来越多的研究开始尝试利用基因疗法对代谢性疾病和心血管疾病等慢性疾病进行治疗，目前相关的药物分别有 53 个和 45 个。其他还涉及眼科疾病等。虽然专家预测 COVID-19 可能会对基因疗法的发展从各个方面带来不利影响，但自新冠疫情暴发以来，全球已经有数十个针对 COVID-19 的基因治疗药物在积极的研发过程中。除了已经上市的 mRNA 疫苗之外，还有多个已经进入临床研究阶段。

CRISPR/Cas9 基因编辑技术的研发者在 2020 年获得了诺贝

尔化学奖，其为疾病基因疗法所带来的全新思路也吸引了众多研究人员的目光。截至 2020 年 12 月 16 日，在美国临床试验数据库 ClinicalTrials.gov 中检索到 CRISPR 相关的基因疗法临床研究共 43 项，其中干预性（interventional）的有 33 项，都处于早期临床研究阶段，主要用于治疗各种恶性肿瘤、遗传性血液系统疾病和感染性疾病。中国将 CRISPR 技术用于基因治疗的研究起步较早，目前正在进行的 33 项干预性临床研究中有 15 项在中国开展。

第三节　专利分析

一、全球基因治疗领域技术研发分析

（一）专利产出趋势

2010～2019 年，全球基因治疗领域专利总量为 15 569 件。2010～2018 年，基因治疗领域专利申请和公开数量（件）整体呈上升趋势。

（二）专利地域分布

2010～2019 年，基因治疗专利主要集中在美国、世界通用、中国内地、欧洲、日本、加拿大、澳大利亚、韩国、印度和中国香港（表 4-2）。美国以 10 362 件专利位居第一，其次是世界通用 8010 件专利；中国内地、欧洲、日本和加拿大在数量上属于第二梯队，数量为 3300～5300 件；其他国家和地区的专利数量差距较大。

表 4-2　基因治疗专利数量前 10 地区

序号	地区	专利数量 / 件	序号	地区	专利数量 / 件
1	美国	10 362	6	加拿大	3 312
2	世界通用	8 010	7	澳大利亚	2 666
3	中国内地	5 298	8	韩国	2 141
4	欧洲	5 148	9	印度	1 502
5	日本	3 538	10	中国香港	1 462

在 DDA 软件中利用最早优先权国和公开国做矩阵得出基因治疗领域专利数量前 5 国家的主专利流向（不包含世界通用和欧洲），发现：美国专利注重加拿大和中国的布局，申请量较大，相对在日本和澳大利亚较少；加拿大、日本、澳大利亚都比较注重其专利技术在美国的布局；此外日本和澳大利亚在加拿大布局专利也较多。总体而言前 5 国家都比较注重海外的布局，特别是加拿大和澳大利亚。

（三）专利技术分析

基因治疗专利申请量前 10 专利技术领域（基于国际专利分类表：IPC 分类）及其申请情况如表 4-3 所示。从分析结果来看，基因治疗专利技术主要集中在以下几个方向：①医药配制品相关，分类号包括 A61K48/00、A61K39/00 和 C12N7/00 等；②抗肿瘤药相关，分类号包括 A61P35/00；③病毒载体相关，分类号包括 C12N15/86、C12N15/867 等；④基因编辑、基因修改和基因干扰相关，分类号包括 C12N5/10、C12N15/09、C12N15/113 和 C12N15/63。

利用 DI（Derwent Innovation）平台绘制全球基因治疗 Theme Scape 专利地图，对专利布局进行综合分析之后得出基因治疗专利的热点技术主要包括：①医药配制品相关，如 fatty liver、stem cell culture、heart cardiac failure、brain injury nerve、stem cell culture、heart cardiac failure 等；②抗肿瘤药相关，如抗原疫苗 antigen peptide vaccine、virus vaccine、antigen receptor 等；③病毒载体相关，如腺相关病毒载体；④基因编辑、基因修改和基因干扰相关，如 double-stranded molecule、sense strand、heavy chain。

表 4-3　基因治疗专利申请量前 10 专利技术领域

序号	IPC 分类号	专利数量 / 件
1	A61K48/00	6 234
2	C12N15/86	3 647
3	C12N5/10	3 236
4	A61P35/00	2 351
5	C12N7/00	2 154
6	A61K39/00	2 070
7	C12N15/867	2 025
8	C12N15/09	2 001
9	C12N15/113	1 728
10	C12N15/63	1 721

（四）研发机构分布

全球基因治疗的专利申请主体主要以企业、高校和科研院所为主。专利申请量排名前 10 的机构中美国机构有 6 个，法国 2 个，瑞士 1 个。美国研发机构中既有高校和科研机构，也有大型跨国公司，反映出美国在该领域强大的研发实力。中国尚未有机构进入前 10。

（五）疾病情况分析

利用 DI 平台绘制全球基因治疗 Theme Scape 专利地图，做了主题聚类并经过人工筛选合并之后，基因治疗专利涉及的前 10 相关类疾病如图 4-2 所示。可以看出，与颈相关的疾病专利最多，为 2846 件，其次是肠、胃、结直肠、子宫、膀胱、细胞癌和卵巢，专利数量都超过了 2000 件。

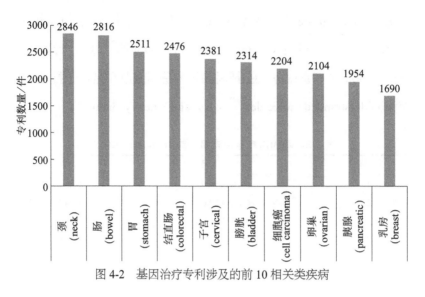

图 4-2　基因治疗专利涉及的前 10 相关类疾病

（六）载体情况分析

基因治疗载体分为两大类：病毒载体（主要包括慢病毒、腺病毒、逆转录病毒、腺相关病毒等），非病毒载体（主要包括裸露 DNA、脂质体、纳米载体等）。基因治疗领域专利提及的载体最多的是腺相关病毒载体，其次是单纯疱疹病毒载体、痘病毒载体、痘苗病毒载体、慢病毒载体和脂质体载体，专利数量也都超过了 2000 件，裸 / 质粒 DNA 载体、逆转录病毒载体和腺病毒载体专利数量较少。

（七）转移类型分析

根据基因治疗临床治疗中涉及的专利类型，利用主题词、关键词等聚类统计，发现：其中专利数量最多的是 antigen，专利数量为 6100 件；其次是 cytokine、receptor 和 deficiency，专利数量也都在 5500 件左右；replication inhibitor 和 marker 专利数量相对较少。

二、中国基因治疗产业竞争力研究

（一）中国专利概况

2010至2019年，中国在基因治疗领域专利的年度趋势如图4-3所示，虚线为模拟增长趋势。可以看出，中国从2010年专利数量833件增长至2019年的2474件，总体数量上增加了约2倍。

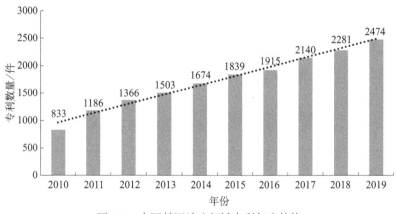

图4-3 中国基因治疗领域专利年度趋势

将早期的专利组合分析方法 Holger Ernst 相关指标经过改进后的专利组合矩阵，用于判定区域的综合竞争力，采用专利活动和专利质量两个维度（表4-4），将竞争者划分为技术领导者、潜在竞争者、技术活跃者和技术落后者。

横轴表示专利活动，指标包括 RSI 指数、专利成长率和专利占有率。RSI 指数用于比较区域在该领域的投入力度和估量专利数量的增长潜力，专利成长率和专利占有率则衡量区域在该领域的发展速度和技术储备。纵轴专利质量的指标沿用国际范围和技术范围指标，并引入核心专利数量指标。核心专利基于普赖斯定律根据被引次数界定，然后统计每个国家不少于计算出的被引次数的专利数量。

表 4-4 专利组合维度与指标计算

组合维度	指标	计算公式
专利活动	相对强弱指标（RSI）	$RSI=\log\dfrac{n_i/n}{N_i/N}$ n_i：国家 i 在该领域专利数量 n：数据库中该领域所有专利数量 N_i：国家 i 所有专利数量 N：数据库所有专利数量
	专利占有率	$\dfrac{该国专利数量}{专利总数量}\times100\%$
	专利成长率	$(\dfrac{2015\sim2019年专利数量}{2010\sim2014年专利数量}-1)\times100\%$
专利质量	技术范围	各国申请专利涉及 IPC 的分类
	国际范围	各国同族专利公开数量
	核心专利数量	N_{max} 为全球基因治疗最高专利被引次数 601 次，根据普赖斯公式将该领域专利被引次数大于 $M=0.749\times\sqrt{N_{max}}=18.36$ 次的专利定义为核心专利，即引用次数大于等于 19 次的为该领域核心专利

针对全球排名前 5 国家，采用专利组合方法比较其综合竞争力。利用指标计算前 5 国家相关指标数据，做归一化处理之后得到前 5 国家的基因治疗领域专利组合。如图 4-4 所示，美国在专利质量和专利活动上面都占据第一，属于技术领先者位置；中国近年来专利增长速度较快，技术活跃，但是专利质量较低，与其他四国有一定差距；日本、加拿大和澳大利亚三个国家虽然专利申请总量少于中国，但是在专利质量方面高于中国，属于潜在竞争者。

（二）专利技术分析

中国基因治疗专利申请量前 10 专利技术领域（基于 IPC 分类）及其申请情况显示，中国基因治疗专利技术主要集中在以下几个方向：①医药配制品相关，分类号包括 A61K48/00 等；②抗肿瘤药相关，分类号包括 A61P35/00；③病毒载体相关，分类号包括 C12N15/867 等；④基因编辑、基因修改和基因干扰相关，分类号包括 C12N5/10、C12N15/10、C12N15/113 等；⑤细胞相关，分类号包括 C12N15/82 和 C12N15/85 等。

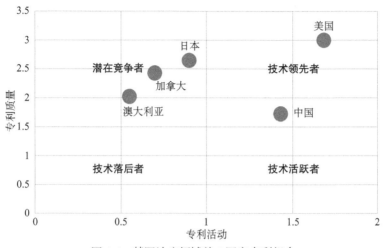

图 4-4　基因治疗领域前 5 国家专利组合

（三）专利权人分析

2010～2019 年，按照所属申请人（专利权人）的专利数量进行统计。从专利申请人类型来看，大专院校和企业是中国基因治疗领域专利申请的主力军，专利申请量分别占总量的 35.36% 和 34.10%，其次是科研单位，占 19.96%。

（四）疾病情况分析

利用 DI 平台绘制全球基因治疗 Theme Scape 专利地图，做了主题聚类并经过人工筛选合并之后，中国基因治疗专利涉及的前 10 相关类疾病如图 4-5 所示。从中可以看出，与颈相关的疾病专利最多，为 1033 件，其次是肠、胃、结直肠，专利数量都超过了 900 件。

（五）载体情况分析

中国基因治疗领域专利提及的载体最多的是腺相关病毒载体，

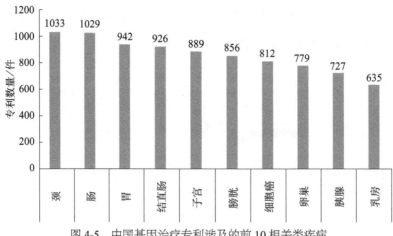

图 4-5　中国基因治疗专利涉及的前 10 相关类疾病

其次是单纯疱疹病毒载体、痘病毒载体、痘苗病毒载体、慢病毒载体和脂质体载体，专利数量也都超过了 900 件，裸／质粒 DNA载体、逆转录病毒载体和腺病毒载体专利数量较少。

（六）转移类型分析

根据基因治疗临床治疗中涉及的专利类型，利用主题词、关键词等聚类统计，发现其中专利数量最多的是 antigen，专利数量为 2364 件；其次是 cytokine、receptor 和 deficiency，专利数量也都有 2000 件左右；replication inhibitor 和 marker 专利数量相对较少。

第四节　基因治疗产业概况

国际上，基因治疗的产业链已经日趋成熟，从基因测序、目的基因合成到载体构建、生产（体内基因治疗），再到目标细胞的分离、转导、体外扩增及回输（体外基因治疗），涉及的相关技术已经形成技术链，相关产业已经形成产业链。国际上，开发基因治疗药物或产品的企业掌握着基因治疗产业的核心技术和知识产权，从化学合成到生物制备，从结构设计到设备制造。

中国基因治疗产业在腺病毒载体领域达到国际先进水平，但是在更先进的其他领域掌握的核心技术和拥有的知识产权较少，相应的产业链并未建立，大部分的企业或科研机构尚在学习摸索阶段。

国内的基于腺病毒载体的基因治疗产业相对比较成熟，已经有多个产品上市。在 CAR-T 领域，聚集了一大批生物技术企业，相关产品有望近年获批上市。在 ASO、siRNA、腺相关病毒以及溶瘤病毒治疗领域，与国外领先企业合作，相关产品已经进入临床，相关产业链正在形成。而在 mRNA 治疗领域，相关企业尚处于创建初期，相关产业有待进一步发展。

在基因编辑领域，国内外尚无相关产品批准上市。在体内基因治疗方面，美国遥遥领先于世界其他国家。Editas Medicine 和艾尔建（Allergan）公司基于 CRISPR 基因编辑技术治疗 LCA 的项目已经进入临床试验。在体外基因治疗方面，Sangamo Therapeutics 基于锌指核酸酶（ZFN）基因编辑技术治疗镰状细胞贫血已经进入临床研究；基于 CRISPR 基因编辑技术治疗人类疾病的研究大多处于临床研究，并且大多是大学或其附属医院开展。如美国有加利福尼亚大学旧金山分校 Benioff 儿童医院（镰状细胞贫血）、国家人类基因组研究所（镰状细胞贫血）、明尼苏达大学共济会肿瘤中心（胃肠癌）、宾夕法尼亚大学（多发性骨髓瘤、黑色素瘤等）、芝加哥大学（多发性骨髓瘤）、斯坦福大学（地中海贫血）等。国内有中山大学第一附属医院［人乳头瘤病毒（HPV）相关的宫颈癌］、解放军总医院第五医学中心（HIV 感染）、复旦大学附属儿科医院（镰状细胞贫血）、解放军总医院（实体瘤）、西京医院（白血病等）、四川大学华西医院（肺癌）等。在这些单位开展的基因编辑临床研究中，也有企业参与，也属于在开拓和完善中国基因编辑产业。2020年，针对输血依赖型β地中海贫血的基因编辑疗法产品ET-01获NMPA药品审评中心（CDE）受理，虽然显露出中国在新的基因编辑领域处于世界先进水平，但我们仍亟须完善产业链来保持在该行业的先进性。

第五章

病毒载体基因治疗

第一节　病毒载体基因治疗的研究现状

一、逆转录病毒载体基因治疗的研究现状

（一）逆转录病毒载体的研究概况

逆转录病毒属于逆转录病毒科，它们是用于临床基因治疗最早的病毒载体之一。逆转录病毒具有单链的 RNA 基因组，它们能整入宿主基因组，成为细胞基因组的一部分。逆转录病毒科可以进一步分为亚科和属，其中包括三种常用的逆转录病毒载体：γ 逆转录病毒、慢病毒和泡沫病毒，它们分属于三个逆转录病毒属。γ 逆转录病毒的原型是莫洛尼鼠类白血病病毒，其基因组长 9 至 11 kb，两端有 LTR，中间编码 3 个用于病毒包装的必需的基因 *gag*、*pol* 和 *env*。有报道描述了 γ 逆转录病毒插入 *LMO2* 原癌基因后导致的插入突变和克隆增殖，以及由此引起的安全隐患。经典

的逆转录病毒载体的另一点局限在于它只转导迅速分裂的细胞。

慢病毒由于其病毒基因组的复杂性而被称作复杂逆转录病毒。慢病毒包括一系列的灵长类病毒如人和猿免疫缺陷病毒（HIV和SIV），以及各种非灵长类病毒如猫免疫缺陷病毒（FIV），马传染性贫血病毒（EIAV），梅迪－维斯纳病毒（MVV），山羊关节炎－脑炎病毒（CAEV），以及牛免疫缺陷病毒（BIV）。HIV-1被认为是研究者了解最为深入的慢病毒的原型。慢病毒用作基因治疗载体非常吸引人的一个特点是它们能够同时感染分裂和非分裂细胞，并能整合入宿主细胞基因组。非分裂细胞和干细胞都是慢病毒载体用于基因治疗的潜在靶标。这些病毒经常用于治疗脑和视网膜这些主要由静止态细胞组成的器官相关的疾病。慢病毒之所以具有这些特点是因为它们的预整合复合体能与核孔蛋白直接作用并进入细胞核，进而整入宿主基因组而不需要核膜的分解。这一点对于造血干细胞相关的基因治疗特别重要，因为它们的体外转导不涉及细胞分裂。目前构建的慢病毒载体可以来源于HIV-1，HIV-2，SIV，FIV，EIAV和CAEV。

在过去的几十年里，逐渐发展出三代慢病毒载体，每一代相较于上一代都有较大的技术进步。在基因治疗中，逆转录病毒引起的插入突变，这些安全问题始终都是优先考虑的因素。最近，第三代的自失活慢病毒载体被证明是相较于较早期使用的γ逆转录病毒载体更有效以及较为安全的载体。有报道表明慢病毒相比于γ逆转录病毒有更为安全的整入图谱。

美国索尔克生物研究所的Inder Verma是基因治疗研究的先驱，其最大的贡献在于最先将HIV-1这种对人极为危险的病毒改造成为具独特优势的基因治疗载体。相较于具亲缘关系的γ逆转录病毒，它们能够有效地感染神经、肝脏和肌肉等组织的非分裂细胞，同时其基因组的插入导致宿主发生癌症的概率较低。Inder Verma 还参与并推动了肾上腺脑白质营养不良这种神经相关遗传疾病的基因治疗临床试验。

意大利的圣拉斐尔特里松基因疗法研究院是欧洲享有盛誉的基因治疗研究机构，在早期积极参与了以 γ 逆转录病毒为载体，用于 ADA-SCID 的基因治疗研究，由此研发的基因治疗药物 Strimvelis 获批。其负责人较早参与将逆转录病毒改造成一种方便有效的基因运送载体，之后逐步提高其在基因治疗中的安全性和效率；近年来，也在采用慢病毒载体在血友病、造血系统和免疫缺陷基因治疗方面做了很多探索性的研究。

（二）逆转录病毒载体基因治疗产品的研发现状

γ 逆转录病毒是较早研发的病毒载体之一，因此较早被用于血液系统和干细胞相关领域的体外基因治疗。截至 2020 年 10 月 29 日，采用 γ 逆转录病毒载体开展的临床试验在全球共有 87 项，其中已完成 23 项（ClinicalTrials.gov）。

在较为早期的研究中，γ 逆转录病毒被用于治疗 X 连锁严重联合免疫缺陷病患者中，结果有效地恢复了患者的免疫功能。然而不幸的是，部分受试者又因 γ 逆转录病毒载体的插入突变引起了 T 细胞白血病。

在 2016 年，用造血干细胞和祖细胞（HSPC）进行的体外基因治疗发生了里程碑式的进步，EMA 批准了以 HSPC 为材料进行的基因疗法 Strimvelis，用于治疗 ADA-SCID。这种基因疗法，即是以 γ 逆转录病毒为载体，运送腺苷脱氨酶基因到自体 HSPC，进而回输到患者体内（Aiuti et al，2002）。

相对于 γ 逆转录病毒载体，慢病毒载体具有更好的安全性，同时也能转导分裂和非分裂细胞，因而尽管起步较晚，近期有着更为广泛的基础和临床应用。和γ逆转录病毒载体类似，慢病毒载体主要用于血液和干细胞领域的基因治疗。截至2020年10月29日，采用慢病毒载体开展的临床试验在全球共有184项，其中已完成24项（ClinicalTrials.gov）。

地中海贫血和镰状细胞贫血都是比较常见的血液系统遗传病，依赖于红细胞输送，没有根本的治疗方法。最近，利用慢病毒载体治疗地中海贫血患者，部分患者的贫血症状得到有效缓解，几位患者不再需要红细胞输送。并且可喜的是，该基因治疗未观察到在慢病毒基因运送中发生的致癌性，因此迅速获批，商品名为Zynteglo。

与此同时，非常重要的是，逆转录病毒载体在血液系统的CAR-T中起着关键作用。在2017到2018年，基于γ逆转录病毒载体治疗淋巴细胞白血病得到较好的治疗效果，相关的药物也先后在EMA和美国FDA获批。

二、腺病毒载体基因治疗的研究现状

（一）腺病毒载体的研究概况

腺病毒是一种双链DNA病毒，呈无包膜的二十面体，病毒颗粒的直径为70～100 nm，具有252个壳粒。腺病毒基因组大小约为26～45 kb，其两端各有一段100 bp左右的ITR，左侧ITR有一长约300 bp的包装信号（Ψ）。ITR和Ψ是腺病毒复制和包装所必需的顺式作用元件。腺病毒进入宿主细胞核后不与染色体发生整合，仍保持线性结构。根据基因转录时间的不同，可将腺病毒基因分为早期转录单位（E1～E4）和晚期转录单位（L1～L5）。其中 E1A 蛋白通过激活其他早期基因（*E1B*、*E2A*、*E2B*、*E3* 和 *E4*）的启动子启动病毒基因组的转录；E2 蛋白对腺病毒的基因复制、转录和翻译过程起到调控作用；E3 蛋白主要与宿主的免疫应答有关；*E4* 基因产物与病毒 mRNA 的代谢有关，并能促进病毒基因复制以及关闭宿主蛋白的合成。晚期转录单位则主要表达病毒的结构蛋白。

腺病毒科包括哺乳动物腺病毒属和禽腺病毒属两个属，至今已分离鉴定出的腺病毒有 100 多种血清型，其中人腺病毒有 50 多种，根据血清型和基因序列可划分为 A～G 七个亚群。人腺病毒通常引起呼吸道、眼部、消化道、尿路等感染，免疫功能正常的人感染后，多表现为轻微的自限性感染。腺病毒在自然界广泛分布，在全球许多地区人群中都具有较高的腺病毒抗体阳性率。

腺病毒载体根据其在宿主细胞的复制能力可分为复制型腺病毒载体和复制缺陷型腺病毒载体，用于溶瘤病毒的腺病毒载体主要是复制型腺病毒载体，而用于基因治疗和疫苗的腺病毒载体主要是复制缺陷型腺病毒载体。复制型腺病毒载体缺失腺病毒 E3 区，但保留了腺病毒 E1 区。E1 区基因的表达对病毒复制起到至关重要的作用，因而腺病毒载体能够在宿主细胞中复制，外源基因主要插入 E3 缺失区，或者插在病毒基因组的两侧。复制型腺病毒载体主要在溶瘤病毒部分讲述，本部分主要讲述复制缺陷型腺病毒载体。

1. 第一代复制缺陷型腺病毒载体

第一代复制缺陷型腺病毒载体缺失 E1 和 / 或 E3 区，容许携带 6.5～8 kb 的外源基因，外源基因一般被插入 E1 缺失区。为构建重组腺病毒载体，需要在包装细胞（如 293、911 等）中重组，包装细胞的基因组中整合了腺病毒基因组 E1 区基因序列，可以反式提供 E1 区的功能，使 E1 区缺失的腺病毒载体增殖并产生成熟的腺病毒颗粒。E3 区编码蛋白与病毒复制无关，因此在构建腺病毒载体时被去除，以扩大腺病毒载体外源基因的装载容量。第一代腺病毒载体具有致病性低、感染效率高、稳定高效转导目的基因以及易制备高滴度病毒等优点；其缺点是：容量有限、外源基因表达水平低、诱发机体产生抗病毒免疫反应及潜在产生复制能力的腺病毒等。

2. 第二代复制缺陷型腺病毒载体

其是在第一代的基础上，部分或全部缺失 E2 区和 / 或 E4 区基因。腺病毒基因组进行了更多的缺失突变，第二代腺病毒载体的容量更大，允许插入的外源基因最大约 14 kb。同时由于缺失了更多的腺病毒早期蛋白的表达，第二代腺病毒载体所引起的宿主抗病毒免疫反应与第一代比较要弱很多，因此在靶细胞中更稳定，外源基因的表达更持久。构建第二代复制缺陷型腺病毒载体也依赖于辅助细胞提供其所缺失的反式作用元件，目前已经建立了多个 E1、E4 区互补的细胞系。但由于一个细胞内表达多个病毒蛋白，细胞毒性较大，辅助细胞的稳定性较差，成熟腺病毒颗粒的产量较低。另外，尽管动物实验已经证实第二代腺病毒载体所引起的机体免疫反应明显弱于第一代，但仍有少量的腺病毒晚期蛋白表达，这说明若要完全去除腺病毒晚期蛋白表达需对腺病毒载体进行更加深入的改造。第二代复制缺陷型腺病毒载体的优点：较第一代毒性更小、更安全，因而更适于基因治疗；其缺点是：基因转录和表达时间没有明显延长，且病毒载体滴度很低，腺病毒载体上仍有许多病毒蛋白，不能完全消除宿主的抗腺病毒的免疫反应。

3. 第三代复制缺陷型腺病毒载体

第三代复制缺陷型腺病毒载体即所谓的空壳载体。该载体仅保留包括腺病毒左右端 ITR 以及约 500 bp 的顺式作用元件的包装信号，去除腺病毒基因组中全部的反式作用元件，而这部分功能由辅助病毒提供。它在保留了第一代腺病毒载体基因转导效率高等一些优点的同时，外源基因的装载容量扩大到约 37 kb。由于去除了全部的腺病毒蛋白编码序列，安全性进一步提高，引起机体免疫反应的可能性降低，因此外源基因的表达时间明显延长。第三代腺病毒的另一个特点是载体的血清型是由辅助病毒决定的，只需采用不同的辅助病毒，包装出不同血清型的空壳载体，实现血清型转换。虽然第三代腺病毒有以上种种优点，但在技术上需要解决去除辅助病毒污染以及腺病毒基因组填充物选择两个问题。

（二）腺病毒载体基因治疗产品的研发现状

腺病毒于 1953 年首次分离于人扁桃体腺组织中，自发现至今已有 70 年的历史。随后 Rowe 等发现腺病毒基因组可与猴空泡病毒 40（SV40）基因组杂交，提示腺病毒基因组可携带外源性基因。此后腺病毒逐步发展成为一种重要的基因递送载体，广泛应用于肿瘤治疗和各类疫苗的临床研发。腺病毒载体具有其他载体不具备的诸多特点，多种类型的腺病毒载体得以成功构建，并获得工程化应用，其中应用最多的腺病毒载体类型主要是人腺病毒和猿猴腺病毒。与其他病毒载体相比较，腺病毒载体具有以下优点：①宿主范围广，对人致病性低，可广泛用于人类及非人类蛋白的表达；②腺病毒能感染增殖细胞和非增殖细胞，并在细胞中表达基因；③不整合到宿主细胞染色体中，无插入致突变性；④腺病毒载体本身基因突变率低；⑤腺病毒载体转外源基因容量大（可高达 8 kb），可同时插入并高效表达多个外源基因；⑥重组腺病毒滴度高，易于规模化制备。因此，腺病毒载体被广泛用于基因治疗、疫苗和溶瘤病毒等领域。

腺病毒载体能刺激机体产生强烈的体液免疫和细胞免疫，目前已广泛应用于各种预防性或治疗性疫苗的研发，例如埃博拉病毒、HIV、HPV、流感、丙肝、疟疾、狂犬病、前列腺癌、黑色素瘤等的疫苗。基于人类腺病毒 5 型载体（human adenovirus 5，HuAd5）和黑猩猩腺病毒载体（chimpanzee adenovirus，ChAd）的新冠疫苗已进入临床试验。腺病毒载体疫苗无须添加佐剂，可通过肌肉或黏膜免疫。

1. 针对传染性疾病的腺病毒载体产品研发

（1）HIV 疫苗。腺病毒载体激发特异性的细胞毒性 T 细胞免疫应答，能有效地控制 HIV 感染和扩散。基于腺病毒载体的这一特性，美国默克公司曾研发了一款重组腺病毒 HIV 疫苗。该疫苗以复制缺陷型 HuAd5 为载体。在临床前试验中，该疫苗在猴子体内诱导产生了强烈的针对 HIV 抗原的特异性免疫反应并显示出良好的免疫保护效应，曾被认为是最有希望成功的 HIV 疫苗。然而在一项 Ⅱb 期临床试验中（即著名的 STEP 试验），该疫苗并未显示出理想的预防效果，结果显示：该疫苗不能降低免疫人群 HIV 感染率；其诱导产生的 $CD8^+T$ 细胞免疫应答也不足以减少感染者体内的 HIV 载量；同时研究提示疫苗接种后甚至可能增加接种者对 HIV 的易感性。随后该试验被宣布终止。后续研究指出，疫苗接种后导致形成"疫苗－载体特异性抗体"免疫复合物，该复合物能高度激活载体特异性的 $CD4^+T$ 细胞，从而为 HIV 感染提供了更多的靶细胞，这可能是导致接种者 HIV 感染概率增加的原因。因此研究者建议研发基于 HuAd5 载体的 HIV 疫苗和其他疾病疫苗时，应进行 HIV 感染监测，尤其是在 HIV 感染高流行地区。STEP 临床试验的失败给 HIV 疫苗研发带来了沉重打击，基于前车之鉴，研究人员开始对增强 HIV 腺病毒载体疫苗的安全性和有效性进行积极的探索。科学家以 HuAd26 和 HuAd5 两种不同血清型的腺病毒载体分别表达 HIV Gag，通过 HuAd26 初次免疫 -HuAd5 加强免疫的策略免疫猴子，结果发现联合策略可诱导产生强效持久的 HIV Gag 特异性的细胞免疫和体液免疫。此外，表达 HIV GRIN/Env 抗原的 HuAd35 载体疫苗也在Ⅰ期临床试验中显示出有效的免疫保护，并且免疫人群无明显疫苗相关的不良反应。尽管基于腺病毒载体的多个 HIV 候选疫苗在临床试验中失败，但是腺病毒载体仍然是研制 HIV 疫苗的理想载体，研究者需要筛选更有效的腺病毒载体或其他载体联合使用，激发更广谱的免疫反应以预防 HIV 感染。

（2）埃博拉疫苗。埃博拉病毒于 1976 年首次发现于苏丹南部和刚果（金）的埃博拉河地区，在过去的数十年间，特别是 2013~2016 年，埃博拉病毒再次大暴发于非洲一些地区，人们也逐渐加快了抗击这种烈性病毒的步伐。人类腺病毒载体率先被用于埃博拉疫苗的研发，其中 5 型血清型载体是最广泛使用的载体。第一例成功的埃博拉疫苗临床前试验报道于 2000 年，研究人员使用非人类灵长目动物模型，利用表达埃博拉糖蛋白的 DNA 疫苗初次免疫动物后，再用表达相同抗原的复制缺陷型 HuAd5 疫苗加强免疫，治疗周期结束后，该疫苗显示出良好的免疫保护效力。在过去二十年间，已有十余种埃博拉疫苗候选物进入临床试验，其中有四款候选物即将或已经进入Ⅱ期临床试验。由我国研发团队研制的 HuAd5 载体埃博拉疫苗目前已经获批上市。针对该疫苗的Ⅰ期临床试验显示出疫苗的安全性和强效的免疫原性，抗病毒载体的预存免疫会减弱疫苗的应答强度和持续时间，6 个月后采用同种疫苗开展同源性加强免疫，结果显示：加强免疫诱发了更强效的特异性抗体反应，但是对 T 细胞免疫的增强作用相对较小。该疫苗在之后的 II 期临床试验中也展现出良好的疗效和安全性。一款由杨森制药开发的以 HuAd26 和改良型安卡拉痘苗病毒 MVA 为载体的异源性免疫 – 加强方案已在塞拉利昂完成针对埃博拉病毒的 III 期临床试验。除了人腺病毒载体外，黑猩猩腺病毒载体也可用作埃博拉病毒预防的候选载体。在一项 I / II a 期临床试验中，基于黑猩猩腺病毒 3 型载体的埃博拉病毒疫苗（ChAd3-EBO-Z）表现出良好的安全性和耐受性，接种者出现轻微的感冒样副作用，并且疫苗接种后 6 个月仍然能在接种者体内检测到抗体应答，高剂量组和低剂量组之间的安全性和免疫原性无显著差异。ChAd3-EBO-Z 与携带相同埃博拉糖蛋白的 MVA 载体疫苗联合免疫会诱导更强的免疫应答效应。

（3）流感疫苗。流感疫苗的生产过程复杂，成本较高。一方面，流感病毒变异迅速，疫苗生产每年都需要更换病毒株；另一方面，流感疫苗毒种需要包含甲型和乙型流感病毒，以增强交叉保护性。腺病毒载体疫苗具有制备相对便捷、免疫效应优良等优势，为新型流感疫苗的研制提供了良好的契机。血凝素（hemagglutinin，HA）是流感疫苗研发中的常用靶抗原。Vaxin 公司于 2004 年首次开展以腺病毒为载体的流感疫苗临床试验。该公司以复制缺陷型 HuAd5 载体表达流感 *PR8 HA* 基因作为候选疫苗，分别对健康志愿者进行上皮免疫和鼻腔免疫，结果显示该候选疫苗免疫原性高，并且具有可接受的安全性，其中经鼻腔免疫的 75% 志愿者能产生高滴度的中和抗体，免疫效果优于经上皮免疫。此外，D 亚群腺病毒载体通过鼻腔免疫时或可获得与 C 亚群腺病毒载体等效的免疫效力。例如，在一项临床试验中，研究人员利用低血清流行率的 D 亚群腺病毒载体（HuAd26、HuAd28 和 HuAd48）表达流感病毒的 A/PR/8/34 血凝素，经鼻给药免疫小鼠，小鼠接受致死剂量的流感病毒攻击感染后仍然能获得完全的免疫保护作用。为了应对流感病毒的快速变异和暴发，研发通用型流感疫苗是流感研究领域中的重点。常用的靶抗原为流感病毒相对保守的基因，如跨膜蛋白胞外区（M2e）和核蛋白基因，两者都能诱导强烈的免疫反应，从而产生广谱的抗流感病毒效应。例如，针对 H5、H7 和 H9 型禽流感病毒的复制缺陷型 HuAd5 多价疫苗在小鼠模型中激发了高水平的体液免疫和细胞免疫，并且疫苗接种后的小鼠在用不同亚型禽流感病毒攻击感染后获得了良好的免疫保护。在一项剂量爬坡临床试验中，研究人员使用表达保守流感病毒核蛋白和基质蛋白 1 抗原的复制缺陷型黑猩猩腺病毒载体疫苗（ChAdOx1 NP+M1）免疫试验人群，诱导了强大的 T 细胞免疫应答。这些结果显示出腺病毒载体在通用型流感疫苗研发中的重要地位。

（4）COVID-19 疫苗。目前大部分腺病毒载体 COVID-19 疫苗采用的是血清型 5 型腺病毒载体，其中由 Altimmune/ 阿拉巴马大学研发的是一种经鼻腔接种疫苗，英国生物制药公司 Stabilitech 和美国生物技术公司 Vaxart 分别开发的都是口服疫苗。此外，其他 COVID-19 疫苗也有基于 HuAd26 载体和黑猩猩腺病毒载体的在研产品。由军事医学科学院与康希诺生物股份公司研发的表达新型冠状病毒（SARS-CoV-2）刺突（S）蛋白的重组腺病毒 HuAd5 载体疫苗是中国第一个进入临床试验的 COVID-19 疫苗。根据 I 期临床试验结果，接种后 14 天可诱导产生针对 S 蛋白的特异性抗体反应以及针对活病毒的中和抗体反应，28 天有 94%～100% 的受试者

S 蛋白特异性抗体滴度比基线水平升高了至少 4 倍，50%～75% 的受试者体内的中和抗体滴度升高了至少 4 倍。此外，该疫苗还诱导产生了快速的细胞免疫应答。值得注意的是，高水平的 HuAd5 预存免疫仍然会削弱该疫苗的抗体应答和细胞应答强度。此外，牛津大学詹纳研究所研发了一款以 S 蛋白作为靶抗原的 COVID-19 黑猩猩腺病毒载体疫苗。恒河猴攻毒试验模型中，6 只恒河猴接种疫苗 14 天后总 IgG 抗体滴度中位数<1000，中和抗体滴度中位数<20。接种后 28 天进行攻毒试验，6 只均被感染，其中 3 只出现呼吸急促症状，并且有 1 只出现病毒复制。但是 6 只未观察到肺炎，且疫苗能降低其肺组织中的病毒载量。提示该疫苗能一定程度上缓解 SARS-CoV-2 感染后的症状，但是可能无法预防病毒感染。

2. 针对癌症的腺病毒载体产品研发

（1）表达肿瘤相关抗原或免疫调节因子的复制缺陷型腺病毒载体疫苗。肿瘤的发生发展是一个复杂的过程，突变的基因序列、异常的信号通路以及失控的免疫调节等都是促进肿瘤生成的潜在因素。基于这些潜在的肿瘤治疗靶点，可利用腺病毒作为载体开发抗肿瘤药物。复制缺陷型腺病毒载体可修饰表达肿瘤相关抗原，提高肿瘤治疗的靶向性。肿瘤相关抗原激活树突状细胞，后者将抗原信息呈递给淋巴细胞，进而引发肿瘤相关抗原特异性的免疫应答反应。复制缺陷型 HuAd5 载体同时表达前列腺特异性抗原 PSA 和前列腺干细胞抗原 PSCA 两个抗原，用该疫苗免疫小鼠后诱导了强效的针对前列腺癌的抗肿瘤免疫。此外，肿瘤微环境富集有多种免疫抑制性细胞和相关细胞因子，有利于肿瘤的免疫逃逸，从而为肿瘤的发生、进展和转移提供了一个良好的生存环境。免疫系统在癌症治疗的过程中发挥着不可或缺的作用，通过免疫细胞因子或趋化因子的调节，能激活机体的抗肿瘤免疫功能。腺病毒作为理想的基因表达载体，可用于表达多种外源性的免疫调节因子。表达 GM-CSF、IL-12、IL-24、CCL19 等免疫调节因子的复制缺陷型腺病毒载体疫苗都已有研究证实了其治疗潜力。例如在一项临床研究中，受试对象接受表达了 *IL-24* 基因的非复制型腺病毒产品治疗后，研究人员在其体内检测到 IL-6 和 TNF-α 的血清浓度显著升高，CD8$^+$T 细胞的浸润也明显增多。

（2）复制型溶瘤腺病毒载体产品。复制型腺病毒载体缺失 E3 区，保留了腺病毒的 E1 区，而 E1 区基因表达产物与病毒复制有关，因而该类腺病毒能够在宿主细胞中自主复制。外源基因主要插入 E3 缺失区，或者插在病毒基因组的两侧。复制型腺病毒载体产品的开发主要涉及溶瘤病毒领域，与复制缺陷型腺病毒载体疫苗不同的是，溶瘤腺病毒能够直接裂解肿瘤细胞，细胞裂解后释放的抗原信息能够进一步募集和激活免疫细胞，从而产生强大的肿瘤杀伤作用。为了避免溶瘤腺病毒在正常组织和肿瘤细胞中无差别地复制以造成不良反应，需要对腺病毒进行基因改造。常用的改造手段是利用特异性的启动子，使腺病毒的毒性基因和插入的外源基因专一性地表达于肿瘤细胞中，常用的肿瘤特异性启动子包括 hTERT、PSA、survivin 等。大多数溶瘤腺病毒产品的给药途径是原位免疫，能避免血液成分对病毒的稀释作用以及中和抗体对病毒的拮抗作用，维持病毒到达肿瘤部位时的高滴度，从而能充分地发挥治疗作用；但是其仅局限于一些生长在浅表的、易直接进行注射操作的肿瘤，对于机体深处的肿瘤、转移性肿瘤或血液肿瘤而言，这种给药方式显然难以达到治疗目的。所以对于这类产品的未来开发方向，除了探索更有效的治疗靶点外，寻求如何改善其给药方式也是一个重要的研究热点。目前，已有多款经过不同改造的溶瘤腺病毒在临床前研究中显示出治疗潜力，其中也有数款相关产品进入临床试验。关于溶瘤腺病毒的产品研发实例主要在溶瘤病毒部分讲述，在此不再赘述。

三、腺相关病毒载体基因治疗的研究现状

（一）腺相关病毒载体的研究概况

腺相关病毒是一种小的、无包膜的单链 DNA（ssDNA）病毒，直径约 20 nm，基因组大小约 4.7 kb，在分类学上属于细小病毒科的依赖病毒属。

AAV 作为腺病毒的污染物被发现于 1965 年（Atchison et al，1965），初步的实验揭示出 AAV 只有与腺病毒共感染的时候才能复制，这种特性成为其重组载体生产和具有较高安全性的基础。在 1982 年，AAV2 的基因组首次被完整地克隆进 pBR322 质粒，形成的侵染性克隆成为 AAV 分子生物学和用作基因治疗载体的开端。AAV 作为基因治疗载体首要的特性在于其非致病性和良好的安全性，迄今尚无预临床试验或是临床试验确切地证实 AAV 与任何疾病相关联。第一次使用 AAV 的临床试验于 1998 年首次被报道，其安全性和基因转导效率在囊性纤维化患者中被初步证实。随后多种 AAV 血清型的鉴定极大地促进了 AAV 基因治疗的应用。2012 年，基于 AAV1 用于治疗脂蛋白脂酶缺乏症的基因治疗药物 Glybera 在欧洲获批。近年来，基因编辑作为基因工程的新兴手段逐渐兴起，作为体内基因运送的首选载体，AAV 被应用于运送 spCas9、saCas9 以及剪辑编辑器。可以预料的是，基因运载工具和基因工程方法的同时进步，将可能使未来基因治疗应用的深度和范围都不断增加。

在世界范围内，美国作为生物医学研究最先进的国家，有多个研究机构对 AAV 作为基因治疗载体的研究做出过重要贡献，也因此衍生出各种潜在的基因治疗方法。如宾夕法尼亚大学、北卡罗来纳大学、斯坦福大学、佛罗里达大学、加州大学伯克利分校的相关研究都取得了一定进展。

（二）腺相关病毒载体基因治疗产品的研发现状

经过 40 年的发展，AAV 已经从最初的仅能在质粒转染细胞后形成有活力的病毒粒子，到成为人体体内基因治疗的首选载体。AAV 载体在治疗各种疾病的过程中展示出相对较高的安全性，而且其免疫反应基本可控，迄今尚无支持其致癌性的直接证据，再加上其对多种组织较好的趋性，以及对非分裂细胞感染后稳定的转基因表达，都使其成为在体内治疗遗传性疾病的首选载体。截至 2020 年 10 月 30 日，全球基于 AAV 载体的临床试验共有 142 项，其中已完成 44 项。

眼睛是 AAV 用于临床基因治疗较早取得成功的靶点。2017 年，三个课题组同时报道了用 AAV2 通过视网膜下注射，运送 *RPE65* 基因到视网膜色素上皮，有效地在 LCA 患者中治疗失明。这些临床试验取得成功有多方面的原因。首先，视网膜具有免疫豁免的特性，基因转移后不会或较少引起免疫反应。其次，视网膜局部注射需要非常低的载体量。再次，眼科遗传病已经具有较好的动物模型并已用 AAV 进行有效的治疗。这一临床试验的成功为整个基因治疗，特别是 AAV 的临床应用开辟了道路，并直接导致用于 LCA 治疗的基因治疗药物 Luxturna 在美国和欧洲获批。

脊髓性肌萎缩是神经系统中较为常见的一种遗传性疾病，通常会导致患儿无法正常地活动和呼吸，通常在生命的早期夭折。

在 2017 年报道的临床试验中，AAV9 被用于运送 *SMN* 基因到 SMA1 患者全身特别是中枢神经系统中，治疗有效地恢复了多数患者的运动功能和自主呼吸能力，延长了他们的生命周期。之后这一基因治疗药物 Zolgensma 在美国、欧洲获批，已经有相当多的患者受益。

在用 AAV 进行体内基因治疗的发展历程中，值得一提的还有血友病 B 的基因治疗，因为它贯穿了整个体内基因治疗的过程，而且体现这一领域的持续进步。在较为早期的基因治疗中（Manno et al，2006），AAV2 被用于静脉灌注，运送凝血因子Ⅸ到血友病 B 患者的肝脏。尽管有部分患者有较低的凝血因子表达，并没有显著的治疗效果，并且随之产生了肝脏转氨酶水平的升高和转基因表达的丢失。这次临床试验同时体现出当时 AAV 载体技术面对的较低转导效率和人体预存免疫反应的问题。在随后的另一次临床试验中，AAV8 被用于运送凝血因子Ⅸ到血友病 B 患者体内，并且研究者们根据产生的患者肝脏转氨酶水平的提高迅速给予了免疫抑制治疗，导致最终高剂量 AAV 载体组体内的凝血因子Ⅸ接近于正常水平的 30%，有效地抑制了出血和症状，减少了重组凝血因子Ⅸ灌注的必要。在最近的一次临床试验中，研究者采用经过人工改造的 AAV 衣壳，以及在人体发现的一种高效的凝血因子Ⅸ变异株 R338L，由此构建的 rAAV 被灌注入患者体内后在剂量降低的前提下有效地提高了凝血因子Ⅸ的活性，因而为血友病 B 患者带来了潜在更安全和有效的基因治疗。

此外，DMD 是较为常见的神经肌肉系统的遗传病，与此相对应的基因治疗应用技术已经发展多年，如为此设计的微肌营养不良蛋白，已经能用于系统性基因转移的 AAV9 载体，这些都为在人体中进行的基因治疗做了一定的准备。现在包括辉瑞在内的多家公司已经开展了 DMD 的临床试验，并已取得初步成功，但因其需转导肌肉这一全身最大的器官，因此使用的 AAV 载体剂量极高，临床进展极为谨慎。

四、痘病毒载体基因治疗的研究现状

（一）痘病毒载体的研究概况

人类对抗天花病毒有几千年的历史，远在数千年前的埃及古墓壁画中即有人物出现天花病毒感染的病症，而中国也较早使用人痘接种的方法来预防天花。近代真正较为科学的天花预防始自欧洲采用牛痘病毒的接种来预防天花，取得较好的预防效果。新中国成立后采用独有的痘苗病毒天坛株作为疫苗接种运动的主要毒株，对国内灭绝天花起到关键作用。

由于其作为天花疫苗的悠久历史，痘苗病毒也较早被进行分子生物学研究，在 1982 年即首次证实外源基因可以通过穿梭质粒与野生型的痘苗病毒在细胞内进行重组实现转基因表达（Mackett et al，1982）。以这些研究为起点，已经对痘苗病毒进行深入的分子生物学研究，使之成为蛋白质体外表达和功能分析的工具，以及疫苗研制和癌症治疗的有用载体（Gomez et al，2008）。

痘苗病毒作为重组疫苗载体具有一些天然较好的特性：①冻干疫苗的稳定性、低成本和易于生产；②基因表达在细胞质发生，存在较少安全隐患；③外源基因能在多个位点插入且能整入较大片段；④接种后能诱导较强的细胞和体液免疫并具有免疫记忆。尽管具有这些特性，痘苗接种运动中在免疫力低下人群中观察到并发症，痘苗病毒在人体中的使用仍具有一定的安全隐患。因此，有必要通过疫苗学或基因工程方法进一步提高痘苗病毒的安全性。

MVA 来源于土耳其用于预防天花的疫苗株相关的痘苗病毒安卡拉（CVA），经在原代鸡胚成纤维细胞（CEF）中传代 570 多代得到（Gomez et al，2008）。该病毒在人类细胞中复制有缺陷，在实验动物中无毒。在 20 世纪的天花灭绝运动中，在德国有超过 12 万人接种了 MVA，没有报告不良副作用，因而 MVA 被认为是更安全的天花疫苗和构建重组病毒载体的合适平台。基因组作图和测序研究表明，MVA 在 CEF 中的延长传代过程中丢失了近 30 kb 的基因组序列，与亲本 CVA 株相比有多个缺失和突变。这些基因缺失中的重要部分发生在与调制宿主免疫反应相关的基因中，很可能它们正是 MVA 不能在人源细胞中完成正常复制周期的原因。

NYVAC 是以哥本哈根疫苗株（VACV-COP）为亲本通过基因工程得到的，它在亲本株的基因组中缺失了 18 个与痘病毒的致病性、毒力和宿主范围相关的基因，因而预期会丧失在部分宿主细胞上的复制能力（Gomez et al，2008）。所得到的载体被证明是高度减毒的，因为它不能在免疫缺陷小鼠中传播，在多种人类细胞上表现出显著降低的复制能力，并且不能在人类中产生感染性病毒颗粒。

减毒的 MVA 和 NYVAC 痘苗株的主要优点是提高的安全性。尽管它们在人类和哺乳动物细胞上的复制受限，但它们用于动物和人体接种，用于表达外源抗原时都引起了较高水平的转基因表达和强烈的免疫反应。

Bernard Moss 是美国 NIH 过敏和传染病研究所的资深教授，他对痘苗病毒的研究至少有 40 年。早在 20 世纪 80 年代，Bernard Moss 即已开始将痘苗病毒通过基因工程改造为表达乙肝病毒、流感病毒和 HIV 等病原体抗原的载体。在之后的数十年里，Bernard Moss 继续研究痘苗病毒的分子生物学特性，包括组织趋性、形态发生、免疫调制等，为这一病毒应用于生物医学研究，特别是重组疫苗的构建奠定了坚实的基础。

中国对天花的认识和预防有着悠久的历史，然而现代对痘苗病毒的研究则起源于 1926 年民国中央防疫处齐长庆。他将一名北平传染病医院天花患者的痘痂分离物在猴、兔和牛等动物上接种传代，得到的痘苗毒种命名为天坛株，并在新中国成立后应用于中国的天花预防接种运动，最终导致天花在国内被消灭。

在 20 世纪 80 年代，以侯云德为代表的科学家开始对天坛株进行系统的分子生物学研究，包括对其全长基因组的测序，以及对代表性基因的鉴定。之后又有以邵一鸣为代表的科学家，分别将其用于 HIV-1 等重要病原体的重组疫苗研制，由此研制的艾滋病疫苗已进入 II 期临床试验。

尽管 20 世纪 80 年代已经由世界卫生组织（WHO）宣布在世界范围内消灭天花，但痘苗病毒载体的研制才刚刚开始。由于其长期用于疫苗接种，已经获得一些通用的痘苗病毒载体，如 MVA 和 NYVAC，它们通过体外传代或遗传工程去掉了许多非必需基因，具较高安全性和保留了强免疫原性，因而在重组疫苗研制和癌症免疫治疗中有着广泛的应用。下面将以这两种病毒为主介绍痘苗病毒的基本生物学特性及其在相关疫苗研发和癌症治疗中的应用。

（二）痘病毒载体基因治疗产品的研发现状

痘苗病毒作为基因工程疫苗载体的发展已经经过了约 40 年，在这一漫长的过程中，其代表性毒株 MVA 和 NYVAC 的安全性和免疫原性在多次临床试验中得到证实，2019 年 MVA 因为其出色的安全性和免疫原性而被美国 FDA 批准用于猴痘预防。尽管至今尚无基于痘苗病毒的人体重组疫苗或癌症基因治疗诞生，截至 2020 年 10 月 31 日，全球有基于痘苗病毒的临床试验共 272 项，已完成 198 项。

1. 痘苗病毒作为传染性疾病重组疫苗载体的应用

近年来，HIV、严重急性呼吸综合征相关冠状病毒（SARS-CoV）、亨尼帕病毒（Hendra 和 Nipah）以及禽流感病毒等新病原体的出现，对世界范围内的公共卫生产生了深远的影响。所有这些证据都表明，在创新疫苗研制方面需要进行不断探索。

痘苗病毒是疫苗研究和开发的有力工具，由它们可以产生高度稳定的重组痘苗病毒载体。这些活的病毒疫苗模仿病毒感染，从而向适应性免疫系统引出适当的先天"危险信号"，将灭活病毒疫苗的安全性和活病毒疫苗的免疫原性结合在一起，产生针对传染病和癌症的重组病毒疫苗载体。构建重组痘苗疫苗的策略简而言之是将需要表达的免疫原基因插入穿梭质粒，然后与痘苗病毒共转染/感染宿主细胞，根据痘苗病毒标记基因的表达或沉默挑取基因型发生改变的病毒，进行进一步的生物学性质或免疫原性研究。此外，MVA 和 NYVAC 载体作为传染病疫苗载体的潜力已经进行了广泛的研究，使用异源载体的初始刺激物，然后使用痘病毒重组体作为增强免疫原，已被证明是诱导抗原特异性细胞免疫反应的极佳方案。

在以痘苗病毒为载体进行的疫苗研究中，最广为人知的可能是流感疫苗和 HIV-1 疫苗的研究。在 2014 年进行的一项研究中，采用 MVA 为载体构建的表达流感病毒 HA 蛋白的疫苗在志愿者中进行了接种，结果受试人群中有良好的安全耐受性和广泛的免疫原性。在 2011 年进行的一项研究中，采用 MVA 为载体构建的表达流感病毒核蛋白和基质蛋白的疫苗，在小量人群中进行了测试，结果导致比以往其他流感疫苗更强的 T 细胞反应和较好的安全性。如上所述，在 HIV-1 疫苗的研制过程中，以 MVA 为载体的重组疫苗多数是作为初次免疫 – 加强免疫（prime-boost）策略中再次免疫时接种使用，而首次免疫通常采用 DNA 疫苗或腺病毒疫苗。如在早期进行的一项临床试验中，通过 DNA/MVA 载体的 prime-boost 免疫在多数受试者中诱导出多功能的 HIV-1 特异的 T 细胞免疫。

2. 痘苗病毒作为癌症疫苗载体和溶瘤病毒的应用

癌症的发生是一个多阶段的连续分子过程，如肿瘤抑制基因的丢失和显性癌基因的获得。这些异常通过不同的机制驱动肿瘤发生，如刺激细胞增殖，抑制细胞凋亡，促进肿瘤环境中的血管生成，以及失活 DNA 修复基因。此外，癌细胞通过一系列的免疫调节使免疫系统无法识别它们，从而成功逃避免疫监测，也是肿瘤发生机制组成部分。

免疫治疗是最有前途的癌症治疗方法之一。最近对肿瘤逃逸和耐受机制的研究表明，在适当刺激免疫细胞和改变局部细胞因子环境的情况下，可能诱导对肿瘤细胞的免疫反应。痘苗病毒以其较高的安全性和独特的免疫刺激能力而成为癌症免疫治疗的候选载体之一。

在 2011 年进行的一项临床试验中，研究者采用 MVA 构建了表达 MUC1 肿瘤相关抗原和 IL-2 的重组痘苗疫苗 TG4010，然后和一线化疗药物吉西他滨一起用于非小细胞肺癌的治疗。结果未报道有疫苗相关的严重副作用，且 TG4010 的使用增强了化疗对非小细胞肺癌的治疗效果。STING 是感知胞质溶胶中病原体 DNA 的一种重要信号分子，MVA 能在经典树突状细胞中诱导 IFN-I 的产生。进一步的研究表明灭活 MVA 能在经典树突状细胞中诱导比活性 MVA 更高水平的 IFN-I 产生，并在小鼠黑色素瘤和大肠癌模型中有效地产生抗肿瘤免疫，因此为 MVA 在肿瘤基因治疗中的应用揭示了新的路径。

在作为溶瘤病毒方面，MVA 最为人所知的例子是被用于构建表达 *GM-CSF* 基因的制剂 Pexa-Vec，它能在癌细胞中复制，表达转基因病毒激活 EGFR/Ras 通路，在人体静脉注射的条件下，它能选择性地在癌症组织中复制和表达转基因，而正常组织不受影响（Breitbach et al，2011）。这一报道使 Pexa-Vec 成为溶瘤病毒治疗的明星并被寄厚望，然而最近的治疗肝癌Ⅲ期临床试验中这一治疗却被证实无法延长患者的生存期。

五、溶瘤病毒基因治疗的研究现状

（一）溶瘤病毒的研究概况

溶瘤病毒是能特异性感染并裂解肿瘤细胞但不影响正常细胞的一类病毒。初期，溶瘤病毒部分感染肿瘤细胞并造成细胞裂解；随后，病毒在肿瘤细胞中进行复制和增殖，释放出新的病毒颗粒并感染和破坏其他肿瘤细胞。溶瘤病毒主要通过直接裂解肿瘤细胞和刺激宿主产生抗肿瘤免疫应答来发挥治疗功效。自然界中仅有少数病毒具有天然的溶瘤作用，如呼肠孤病毒和 M1 病毒；而大多数病毒需要进行基因改造才具有肿瘤靶向性和特异性的杀伤作用，如插入肿瘤特异性的启动子或修饰衣壳蛋白。

1. 溶瘤病毒的发展历史简述

溶瘤病毒的发展历程大致可分为野生病毒株发现应用阶段、基因改造阶段以及联合治疗增效阶段。

第一阶段：20 世纪初至 1990 年，野生病毒株发现应用阶段

病毒治疗肿瘤的历史可追溯于 20 世纪初，早在 1904 年，*The*

Lancet 就报道一位患有慢性白血病的妇女在一次流感病毒感染后，出现了病变的白细胞数减少、病情意外好转的现象。1912 年，一位意大利医生发现一些宫颈癌患者在注射狂犬病疫苗后肿瘤组织自发地减小，自此揭开了利用病毒疗法治疗肿瘤的历史帷幕。在病毒疗法的初期阶段，研究人员大多利用变异后的天然弱毒病毒株治疗癌症。20 世纪 50 年代，人们对西尼罗病毒、腺病毒和腮腺炎病毒等天然病毒进行了抗癌疗效的研究，至 20 世纪 70 年代，有报道发现水痘病毒可改善急性淋巴细胞白血病，另外还发现麻疹病毒具有治疗癌症的功效。然而这些未经改造的天然病毒对肿瘤细胞的杀伤能力有限，并且由于当时科学技术和临床试验研究所限，无法有效控制病毒的病原性，所以彼时将这些天然病毒应用于癌症临床治疗的目的难以实现。

第二阶段：1991～2010 年，溶瘤病毒进入基因改造阶段

现代溶瘤病毒的发展始于 20 世纪 90 年代，分子生物学和生物技术的发展使得人们能够对病毒基因组进行定向操作和改造，溶瘤病毒在安全性、特异性和溶瘤效果等方面都得到了显著进步。1991 年，*Science* 杂志报道了第一例胸苷激酶（TK）基因敲除的 1 型单纯疱疹病毒具有治疗胶质瘤的作用，自此溶瘤病毒疗法在癌症治疗领域引起更广泛的关注。1996 年，基因改造的溶瘤腺病毒 ONYX-015 进入 I 期临床试验。2005 年，安柯瑞在中国获批上市。2004 年，Rigvir 在拉脱维亚获批用于治疗黑色素瘤。但由于受到当时临床试验标准不完善等多种因素的影响，这几款早上市的产品并未得到国际广泛认可。

第三阶段：2011 年至今，联合治疗增效阶段

溶瘤病毒不仅能在肿瘤细胞中特异性增殖后直接导致细胞裂解，其还能诱导产生全身性的抗肿瘤免疫反应。因此，溶瘤病毒

治疗已从一种单纯的抗肿瘤疗法发展成为一种新型的肿瘤免疫疗法，基因改造思路也随之发生变化，比如在病毒基因组中插入编码免疫调节相关因子的基因。2015 年，一款表达人粒细胞-巨噬细胞集落刺激因子（GM-CSF）的重组 1 型单纯疱疹病毒产品 T-VEC（Imlygic）获得 FDA 批准上市。该产品由安进公司主导研发，随后又在欧洲和加拿大获批上市。T-VEC 的上市是溶瘤病毒发展的里程碑，标志着溶瘤病毒技术的成熟并显示了溶瘤病毒疗法在癌症治疗领域的确切疗效。2017 年，*Cell* 杂志报道了一项 T-VEC 联合用药的Ⅰb 期临床试验，在该项试验中，T-VEC 联合 PD-1 抑制剂 Keytruda 用于治疗晚期黑色素瘤，肿瘤的总体缓解率达到 62%，完全缓解率达到 33%，并且没有任何剂量限制性毒性和严重不良反应发生，掀起了溶瘤病毒免疫联合疗法的热潮。

2. 溶瘤病毒的种类概述

按照核酸结构的不同，溶瘤病毒可分为 DNA 病毒和 RNA 病毒。DNA 病毒基因组结构大，因此有利于插入大的外源基因并完整保持病毒的复制功能；但是某些 DNA 病毒可能与宿主细胞基因组进行整合进而导致宿主细胞基因组不稳定。RNA 病毒基因组结构相对更小，这限制了该类病毒编码大的转基因的能力，但 RNA 病毒不会整合进入宿主基因组因而较少造成宿主基因组插入突变；同时人类对某些 RNA 病毒的预存免疫性低，这使得这些病毒可能更适合用于全身给药。溶瘤病毒疗法所使用的 DNA 病毒通常包括：腺病毒、疱疹病毒、痘病毒等；所使用的 RNA 病毒通常包括：呼肠孤病毒、麻疹病毒、新城疫病毒、水疱性口炎病毒等。按照固有溶瘤性的差异，溶瘤病毒可分为天然型溶瘤病毒和改造型溶瘤病毒，前者具有天然的溶瘤作用，包括呼肠孤病毒、M1 病毒和新城疫病毒等；后者需要经过基因修饰才能特异性地在肿瘤细胞中包装复制，包括腺病毒、柯萨奇病毒、单纯疱疹病毒、麻疹病毒、水疱性口炎病毒、痘病毒、脊髓灰质炎病毒等。

（二）溶瘤病毒基因治疗产品的研发现状

1. 全球溶瘤病毒产品的研发概况

溶瘤病毒技术经历百年发展，疗效已被认可。在 ClinicalTrials. gov 数据库中，可查询到的溶瘤病毒临床试验有一百多项，其中美国的临床研发数量最多，约有 50% 的临床试验都在美国开展，研发力度紧随其后的则是欧洲国家。总体来看，研发溶瘤病毒的公司集中于欧美地区，且主要集中在小型或新兴生物技术公司，大型制药公司主要通过引进或并购的方式来获得溶瘤病毒的研发管线。2011 年，国际生物医药巨头 Amgen 公司以 10 亿美元的价格收购了专业的基因治疗公司 BioVex，BioVex 公司的主打产品为 GM-CSF 修饰的疱疹病毒产品（OncoVEX GM-CSF），该产品取得了较好的临床治疗效果，随后于 2015 年获批上市，OncoVEX GM-CSF 也更名为 Imlygic，俗称 T-VEC。T-VEC 用于黑色素瘤治疗所带来的年销售额达到数亿美元，目前 Amgen 公司正在积极开展 T-VEC 针对其他适应证的临床试验，其未来市场空间可观。Jennerex 公司是溶瘤病毒领域的早期领导者，其研发的 Pexa-Vec 获得 EMA 和 FDA 治疗肝癌的孤儿药资格认定。Pexa-Vec 是一种转基因的治疗性牛痘病毒，其 *TK* 基因被灭活，取而代之嵌入了人 *GM-CSF* 基因和大肠杆菌 β- 半乳糖苷酶（*lacZ*）基因。Pexa-Vec 与免疫检查点抑制剂联合用药的 I / II 期临床试验仍在进行中。Transgene 公司的溶瘤牛痘病毒产品 TG6002 也已启动用于肝转移结直肠癌治疗的 I / II a 临床试验。

除此之外，全球还有包括 Oncolytics Biotech 和 Viralytics 等在内

的国际制药公司在溶瘤病毒领域进行产品布局。加拿大 Oncolytics Biotech 公司将野生型呼肠孤病毒开发为专利产品 Reolysin，已开展了针对不同肿瘤类型的多项临床试验。Reolysin 获得美国 FDA 的孤儿药认定，用于治疗卵巢癌、胰腺癌、输卵管癌和恶性胶质瘤。在一项治疗晚期转移性乳腺癌的 II 期临床试验中，Reolysin 联合紫杉醇有效延长了患者的总体生存期，因此获得了 FDA 用于转移性乳腺癌治疗快速通道的指定。目前该公司正在积极开展 Reolysin 用于转移性乳腺癌的 III 期临床试验。此外，Reolysin 是少有的能够直接静脉注射的溶瘤病毒，这有利于转移性癌症的治疗。Cavatak 是由澳大利亚 Viralytics 公司开发的一款普通感冒柯萨奇病毒 A21 型（CVA21）的专有制剂。相对于更大的溶瘤病毒，Cavatak 的小尺寸（25 nm）和无包膜性质使其能够在体内传播得更广泛。Cavatak 作为瘤内和静脉制剂在多项 I 期和 II 期临床试验中进行评估，包括与默沙东的重磅抗 PD-1 单抗 Keytruda 联用。Viralytics 与默沙东子公司宣布的一项协议指出，相关研究正在评估 Cavatak 与 Keytruda 联合用于黑色素瘤、前列腺癌、肺癌和膀胱癌的治疗。

随着临床研究的不断发展，溶瘤病毒给药方式也不断有新的突破，使得其他更便捷的给药方式（如静脉注射给药等）成为可能，有利于溶瘤病毒用药范围的扩大，如上文所述的 Reolysin 可通过静脉注射给药的方式进行治疗。ColoAd1 也可以通过静脉注射给药，它是一款嵌合型溶瘤腺病毒，该病毒具有更好的血液稳定性和抗肿瘤效果。另外，为增强溶瘤病毒的疗效，国外已大力开展不同类型溶瘤病毒联合其他肿瘤治疗技术的临床研究工作，并取得突破性进展，这也将成为肿瘤治疗领域具有前景的发展方向。Advantagene 公司的溶瘤药物 ProstAtak（AdV-TK+valacyclovir）联合放疗用于前列腺癌治疗的研究已进入Ⅲ期临床试验。其中 AdV-TK 以腺病毒为基因载体，将源自单纯疱疹病毒的 *TK* 基因递送至靶细胞，当其与 valacyclovir 一起用药时，后者被降解为具有毒性的核酸类似物，从而起到杀伤肿瘤的作用。

2. 中国溶瘤病毒产品的研发概况

1985 年，哈尔滨医科大学的两个研究小组发表了第一份关于我国溶瘤病毒疗法的报告，显示牛痘病毒、肠道孤儿病毒可以作为肝癌和肺腺癌治疗的活性抗肿瘤药物。刘新垣院士于 2001 年便提出了癌症靶向基因 - 病毒治疗策略（CTGVT）及其双基因策略，其原理是将抗癌基因插入溶瘤病毒中。基于该策略开发出来的产品有 ZD55 及其系列产品。ZD55 来源于人 5 型腺病毒，其 E1B-55kD 基因区域被删除，带有一个由 CMV 启动子和 SV40 polyA 尾控制的基因表达盒，能插入不同的外源基因。因此在此基础上，衍生出了一系列表达不同外源基因的 ZD55 系列产品，如 ZD55-TRAIL、ZD55-IL24 和 ZD55-Smac 等。我国溶瘤病毒治疗行业自 21 世纪开端后逐渐显示出良好的发展势头，特别是由我国研发团队自主研制的安柯瑞于 2005 年在国内上市，极大地加速了我国溶瘤病毒的研究，此后相关研究报道在全球溶瘤病毒相关报道中的占比迅速增加，并且于 2012 年达到占比峰值。安柯瑞，又称为 H101，是一款 *E1B-55kD* 基因删除、不携带任何外源基因的重组人 5 型溶瘤腺病毒，该病毒利用 p53 信号通路的缺陷机制而专一性地在肿瘤细胞中复制，同时对正常细胞保持较弱的感染性。除此之外，上海三维生物技术有限公司还开发了另外两种 H100 系列的生物基因工程溶瘤腺病毒 H102 和 H103，后两种产品在 H101 的基础上进行了进一步修饰。溶瘤腺病毒一直是我国溶瘤病毒研究中的主要病毒种类，随着研究的深入，我国在研病毒品种逐渐丰富。

研究显示在 2016 年，我国主要在研溶瘤病毒品种为重组溶瘤腺病毒（40.5%）、重组单纯疱疹病毒（18.9%）、新城疫病毒（10.8%）和 M1 病毒（10.8%）。M1 病毒是由中山大学颜光美教授团队于海南岛分离得到的天然病毒，研究显示该病毒的选择性杀伤作用依赖于对肿瘤细胞中 ZAP 蛋白缺失的识别。基于 M1 病毒开发的溶瘤药物正在进一步开展临床试验。

目前，我国在研溶瘤病毒有几百项，其中公开的、国内自主研发的溶瘤病毒品种已有数项获得临床批件，显示出潜在的临床应用价值。2020 年，我国有三款溶瘤病毒产品的临床试验申请获得 NMPA 受理，其中 BioTTT001 是一种新型、高效、低毒、靶向性治疗人肿瘤的重组人 nsIL12 溶瘤腺病毒注射液。该新型病毒载体可作为治疗肿瘤的基因工程药物，同时可作为疫苗。中生复诺健生物的 VG161 也在中国获批临床，拟开发用于治疗具有可注射病灶的晚期恶性实体瘤。据悉，VG161 是具有完全自主知识产权的新型抗肿瘤免疫增强型 1 型单纯疱疹溶瘤病毒，是全球首个携带 4 个免疫刺激因子的溶瘤病毒产品。VG161 通过瘤内注射进入肿瘤组织，病毒在肿瘤细胞内复制和裂解肿瘤细胞的同时，携带的 4 个免疫刺激因子均被有效表达，实现了溶瘤活性与免疫刺激的协同。同时，病毒所表达的 4 个免疫刺激因子之间也发生进一步的协同增效，从而把抗病毒免疫反应转化为特异性的抗肿瘤免疫反应。武汉滨会生物科技的重组人 GM-CSF 溶瘤 2 型单纯疱疹病毒（OH2）注射液（Vero 细胞）获批了多项临床试验，包括联合泰州翰中生物重组人源化抗 PD-1 单克隆抗体注射液，用于不可手术切除、标准治疗失败的晚期实体瘤（如乳腺癌、黑色素瘤、头颈癌、软组织肉瘤、肝癌或肝转移瘤等）的治疗；以及联合泰州厚德奥科科技 LP002 注射液，拟用于治疗经标准治疗失败后、便于瘤内注射的晚期实体瘤（如乳腺癌、黑色素瘤、头颈癌、软组织肉瘤等）。已有约 10 项国内自主研发的溶瘤病毒产品进入临床试验。另外，我国溶瘤病毒的研发团队也在积极发展国际合作关系，寻求进一步提升靶向性、安全性和有效性的溶瘤病毒自研技术。引进的部分溶瘤病毒品种见表 5-1。

表 5-1　我国引进的溶瘤病毒品种

公司机构	产品	病毒类型
恒瑞医药	Telomelysin	腺病毒
天士力	TG6002	牛痘病毒
李氏大药厂	Pexa-Vec（JX-594）	牛痘病毒
乐普医疗	Cavatak	柯萨奇病毒
阿诺医药	Reolysin	呼肠孤病毒

第二节　病毒载体基因治疗领域的研究热点和重要科学问题

一、病毒载体的免疫反应

基于病毒载体的体内基因治疗的一个关键挑战是病毒载体可能会引起机体的免疫反应和炎症，从而影响基因治疗的治疗效果或持续时间，在极少数情况下甚至会危及生命。病毒载体的衣壳蛋白、转基因表达产物和病毒基因组都具有免疫原性。机体对病毒载体的免疫反应主要表现为先天免疫和适应性免疫。先天免疫是机体抵御外源免疫原的第一道防线。病毒载体进入机体后首先启动先天免疫系统，病毒载体的抗原成分激活中性粒细胞、巨噬细胞和自然杀伤细胞（NK 细胞）并吞噬病毒载体。免疫细胞被激活后还可释放 IL-2、IL-6 和 TNF-α 等多种细胞因子，对急性炎症反应和免疫增强都有非常重要的作用。此外，补体级联反应也可能会被激活，增强免疫细胞的吞噬功能。适应性免疫又称获得性免疫，可分为体液免疫和细胞免疫。体液免疫通过机体产生针对病毒抗原的特异性抗体来消除病毒载体和转导产物；细胞免疫反应主要是机体产生针对病毒抗原的细胞毒性 T 淋巴细胞（CTL），特异性杀伤和清除转导病毒载体的靶细胞。人类是腺病毒、腺相关病毒、痘病毒等多种病毒的自然宿主，多数人曾感染过这些病毒，从而体内预先存在针对这些病毒的特异性抗体或 CTL。因此，深入理解病毒载体诱导机体免疫反应的机制有助于寻找降低病毒载体引起机体的免疫应答的免疫逃逸策略。如病毒载体的先天免疫主要与病毒载体进入细胞后衣壳蛋白被降解导致基因盒暴露被 Toll 样受体（TLR）识别有关，突变被 TLR 识别的基因盒位点可降低病毒载体诱导的先天免疫反应。适应性免疫与病毒载体的衣壳蛋白有关，突变或改造病毒衣壳蛋白使其无法被中和性抗体识别或被 CTL 清除。

二、病毒载体的安全性

病毒载体的安全性研究主要集中在病毒载体毒力增强、病毒脱落、病毒载体毒性反应、病毒载体致瘤性等方面。

病毒载体生产制备过程中，病毒载体由于在细胞中多次传代，会出现毒力增强的现象，主要表现为非复制型病毒载体会产生具有复制能力的病毒，而复制型的溶瘤病毒载体会出现毒力返祖。非复制型病毒载体主要是通过同源重组序列之间发生重叠，可产生具有复制能力的病毒，而溶瘤病毒出现毒力返祖主要是由于病毒基因突变。腺病毒、慢病毒和逆转录病毒载体在规模化生产制备过程中都能产生具有复制能力的病毒。近年来通过病毒载体设计和改造，已降低复制型病毒产生的概率。如野生型逆转录病毒的基因组分解为三个或更多的包装质粒，同时将 3'-LTR 的部分区域失活，从而产生第三代的自失活逆转录病毒载体，从根本上减少了复制型逆转录病毒的产生。

病毒载体使用过程中还可能出现病毒脱落的现象，主要是溶瘤病毒等复制型病毒载体。所谓病毒脱落是指病毒从患者体内通过排泄物、分泌物、皮肤（脓包、溃疡、创口）等途径释放到环境中，脱落的病毒可感染传播给未经治疗者。动物实验有助于评估所用载体与亲代病毒的相似性，以及人体脱落风险，但是，这些数据不能代替人体的病毒脱落研究。对于溶瘤病毒等有复制能力的病毒载体，需要在临床试验中进行病毒脱落考察。FDA 指南对病毒脱落研究进行了详细的论述，其中包含了病毒脱落研究临床试验的设计、病毒脱落数据的采集和分析。因为低剂量不能准确反映高剂量的情况，因此病毒脱落研究最好是在 I 期临床的爬坡试验完成之后开展。此外，病毒的研发机构和生产企业需要评估病毒脱落对环境影响的可能性、影响程度，以及缓解措施等。

对于病毒载体的毒性反应，既要关注病毒载体本身的毒性，还要关注基因表达产物可能带来的毒性。病毒载体注入人体后可产生针对病毒蛋白和转基因蛋白的细胞免疫和体液免疫反应，如果这些免疫反应过强，可释放大量的炎性细胞因子，最终致心脏、肝脏、肾脏、脑等正常组织脏器受损，出现毒性反应。某些病毒载体对特定的组织器官具有较强的亲和力，这些组织器官的细胞被过多病毒载体转导后会进行超负荷的转录和蛋白质合成，导致细胞应激，组织器官内免疫细胞反应性增殖并分泌细胞因子，继而吸引淋巴细胞，这一连串反应最终会导致细胞死亡。如腺病毒的肝脏毒性、HSV-1的嗜神经毒性、痘病毒对肾脏/心脏的毒性等。此外，对于基因表达产物，要了解其在体内表达的持续时间和表达水平，鉴别功能性终点和靶组织，观察延迟性毒性或毒性的可恢复性。

病毒载体的致瘤性是病毒载体安全性中一个重要研究内容，也是研究的热点。部分病毒载体基因运送过程中需要将载体基因组插入宿主细胞，这样才会发生有效的基因表达，因此存在插入突变的可能性和潜在的致癌性，如逆转录病毒载体、慢病毒载体。目前关于AAV载体是否存在致瘤性有一定的争议。相对于逆转录病毒和慢病毒，AAV在其无复制的生命周期中，主要以附加体形式存在，因而通过整合引起肿瘤的可能性较低。然而，在系统性的载体运送的过程中，AAV主要富集于肝脏，会有大量载体基因组进入肝细胞，仍然有可能整合入宿主基因组，因而，AAV是否具有致瘤的危险，始终需要以严谨的科学态度，经过预临床和临床试验长期的检验才能证实或证伪。

三、新型病毒载体的发现、设计与改造

宿主体内预存的针对病毒的免疫应答以及固有免疫应答的激活会削弱腺病毒载体产品的治疗作用；病毒载体在非靶器官或细胞类型中表达基因可能导致毒性或免疫应答；针对病毒载体存在免疫清除、潜在的安全性风险和毒副反应等问题，需要发现新的病毒载体或者将现有的病毒载体精准设计和改造成新型病毒载体，

增强病毒载体的安全性、靶向性、表达调控能力和减低其免疫原性等。病毒载体的精准基因改造技术主要包括以下几方面。

（一）开发新型衣壳蛋白的病毒载体

1. 天然发现稀有血清型或其他种属来源的新型病毒载体

目前广泛应用的腺病毒载体是人血清型腺病毒 HuAd2 和 HuAd5，但人群中普遍存在针对这两种常见的人血清型腺病毒的中和抗体，从而会导致腺病毒载体基因治疗效果被减弱。为避免预存免疫的影响，可利用人类稀有血清型如 HuAd6、HuAd26、HuAd35 等作为基因治疗病毒载体，还可利用非人类种属来源的腺病毒，如黑猩猩腺病毒 ChAd6、ChAd7、ChAd68 等作为基因治疗病毒载体。除此之外，牛腺病毒也被开发用作人类基因治疗病毒载体。

人体内也预先存在针对腺相关病毒载体的衣壳免疫。血清流行病学和分子研究表明：AAV1、AAV2、AAV3、AAV5、AAV6 和 AAV9 是人类特有的。因此，从非人类来源分离衣壳可能会克服预先存在的免疫力。非人灵长类动物衍生的 AAVrh.8、AAVrh.10 和 AAVrh.43 已经被证明能转导一系列组织。

2. 病毒载体衣壳蛋白的基因工程改造

病毒载体衣壳蛋白的基因工程改造策略主要有理性设计、定向进化和计算机生物信息学预测。首先，理性设计策略，即利用预先存在的衣壳生物学和宿主细胞靶标的知识来改造衣壳，使其能够特异性识别组织特异性或细胞特异性细胞外标记或逃避免疫监视。理性设计的方法只能发现有限的衣壳变体，如对腺病毒的纤突和六邻体蛋白等衣壳部分进行修饰改造或完全置换，可使病毒逃逸预存的抗病毒免疫，从而提高腺病毒载体的感染效率。将细胞类型特异性受体相关的肽序列引入 AAV 衣壳表面，导致 AAV 重新靶向抗感染细胞。其次，定向进化策略。利用定向进化策略，可以在不了解病毒载体作用机制的背景下，对不同策略构建的病毒载体多肽库进行大规模体外 / 体内加压筛选，从而富集有益的衣壳蛋白变体，是一种高效地发现全新病毒载体的方法。构建多样化的病毒载体衣壳的方法主要有易错聚合酶链反应、基因改组生成嵌合衣壳、特定位点插入随机多肽片段、衣壳表面高变成环区域的随机替换。最后，计算机生物信息学预测策略，即利用下一代测序、DNA 条形码标记和人工智能学习等新技术指导衣壳蛋白改造工程，确定适合改造的高变区域，该策略可以用来指导自然界中没有的新型衣壳设计。

（二）复制型病毒载体（溶瘤病毒）毒性衰减改造

通过基因改造技术删除某个或某些病毒基因或基因区域，以消除其对正常细胞的影响，仅在肿瘤细胞中行使功能，从而使病毒更安全且更具肿瘤特异性。肿瘤细胞和病毒感染后细胞会出现类似信号通路的改变，特别是周期基因调控方面的信号通路的改变。胸腺嘧啶核苷激酶和核糖核苷酸还原酶在细胞中负责 DNA 合成，只在正在活跃复制的细胞中表达。这些酶也存在于某些病毒（如 HSV、牛痘病毒）基因组中，并且允许病毒在静止（非复制）细胞中复制，如果它们通过突变失活，病毒将只能在增殖的肿瘤细胞中复制。

（三）病毒载体靶向性基因改造

非靶组织或细胞类型中的基因表达可能导致毒性或引发不必要的免疫反应。增强病毒载体靶向性的基因改造包括两个方向：转导靶向和非转导靶向。转导靶向涉及修饰病毒外壳蛋白以靶向特定的细胞，同时减少病毒载体进入非靶细胞。这种肿瘤选择性改造的方法主要运用于腺病毒和单纯疱疹病毒 1 型。非转导靶向主要是对病毒基因组进行改造，将病毒基因组的关键部分置于组织特异性启动子的控制之下，使其只能在特定的细胞中复制或转录。特异性启动子应该在特定的组织器官中有活性，但在其他类型的组织器官中是无活性的。许多此类启动子已经被发现和研究并用于肿瘤和遗传性疾病的治疗研究中，如 hTERT 启动子、TBG 肝脏特异性启动子等。同样，miRNA 在健康组织和肿瘤之间存在表达差异，利用 miRNA 人工靶位点或 miRNA 反应元件也可以很好地调节病毒复制，使一些溶瘤病毒仅在肿瘤细胞中复制等。此外，实验研究证明：使用双重靶向（转导靶向和非转导靶向）比使用单独靶向具有更好的治疗效果和更高的安全性。

（四）病毒载体基因表达水平改造

在许多情况下，病毒载体通常使用强大且普遍存在的启动子来实现转基因的高表达。这些启动子包括巨细胞病毒启动子和与巨细胞病毒增强子融合的鸡 β- 肌动蛋白启动子。转基因序列本身的元件也会影响基因的表达，如 GC 含量、隐蔽性剪接位点、转录终止信号、影响 RNA 稳定性的基序和核酸二级结构等。因此，转基因序列的密码子优化被广泛用于增强病毒载体转基因表达。在翻译水平上，在起始密码子前包含 Kozak 序列可以进一步增加蛋白质表达。需要注意的是，转基因高水平表达并不总是优选的，蛋白质或核糖核酸分子的超生理表达可能是有毒性的。

（五）病毒载体增效基因的改造

为提高病毒载体的基因治疗效果，还可以插入多个具有治疗作用的基因，达到协同的治疗效果。特别是对于复制型的溶瘤病毒载体，除了发挥病毒裂解肿瘤细胞的抗肿瘤作用外，还能够通过病毒载体基因改造，插入治疗性基因，发挥多种途径协同作用杀伤肿瘤细胞，增强溶瘤病毒的治疗效果，可以有效避免目前单一靶点抗癌药物普遍存在的耐药性问题。目前，有约百种在研的治疗性外源基因，主要有以下几种：①细胞死亡相关，可以直接诱导肿瘤细胞的死亡，如肿瘤坏死因子相关凋亡诱导配体（TRAIL），抑癌基因 $p53$ 等；②抗血管生成相关，抑制肿瘤组织血管生成，如内皮抑素、血管内皮生长抑制物（VEGI）；③免疫调节因子，如免疫相关细胞因子（GM-CSF、IL-2、干扰素）、趋化因子（CCL5、CCL20、CCL21）、免疫调节点抑制剂（PD-1 抗体、PD-L1 抗体）、其他可诱导抗肿瘤免疫反应的因子（病毒膜蛋白、HSP70）等；④抑制肿瘤相关基因的小 RNA 分子，如 miRNA、siRNA、shRNA 和 lncRNA 等。

（六）病毒载体转基因容量和转基因表达持续时间改造

病毒载体都具有一定的包装容量，即对所携带的外源基因长度有一定的限制。目前已有几种病毒载体递送大片段治疗基因的策略。首先，删除病毒基因组的非必需基因。为了进一步增加病毒载体的容量，还可以删去部分或全部必需基因，这些必需基因的功能由辅助病毒或包装细胞系反式提供。其次，设计一个基因的缩短版本（微基因），编码一种截短但有功能的蛋白质，相对提高了病毒载体的容量。开发适合病毒载体传递的微基因需要深入了解蛋白质的结构 - 功能关系。目前有多个携带微基因的 AAV

基因治疗方案正在开展临床试验。最后，提高病毒载体携带转基因容量的一个潜在的有希望的方法是两个病毒载体携带转基因的不同部分或携带不同转基因。这两个病毒载体基因组一旦被共同导入同一细胞，就可以通过分子间重组成为全长基因或同时表达两个基因的产物。ITR 或优化的重组序列可以作为两个载体基因组之间的重叠序列，以促进重组。这种双载体设计的一个关键特征是利用重叠序列两侧的剪接信号，这确保了在剪接过程中从前mRNA 中精确去除重组序列。此外，内含子介导的蛋白质反式剪接也可精确地融合两个携带分裂内含子的肽。双载体策略仍处于临床前开发阶段，重构效率是限制更广泛应用的一个瓶颈。

　　病毒载体根据是否整合至宿主细胞基因组，转基因表达时间不同。有些病毒载体转导入细胞后以非复制性附加体形式存在。因此，转导的载体基因组在有丝分裂细胞中逐渐丢失。基因编辑靶向基因组整合和无核酸酶同源重组定向整合是增强病毒载体转基因持久表达的策略。然而另一个更重要的实际问题是，病毒载体整合宿主细胞基因组存在插入突变的可能性和潜在的致癌性，因此仍然需要从基础研究和临床试验中对这两类逆转录病毒的安全性进行细致的研究和严密的观察。

四、病毒载体的规模化制备

　　目前病毒载体的规模化生产制造问题已经成为基因治疗商品化的核心挑战。病毒载体的种类繁多，生产过程复杂、成本非常高且受到高度调节。病毒载体根据生产方式分为非复制型病毒载体和复制型病毒载体两大类。非复制型病毒载体生产的特点是病毒载体有感染性而无复制性，其生产难点是工艺放大、大体系瞬时转染工艺控制、纯化中富集杂质的去除、毒种库及产毒细胞库的稳定性以及辅助病毒的清除,慢病毒载体、腺相关病毒载体和逆转录病毒载体的生产都是这类方式。复制型病毒载体生产的特点是病毒产品可复制,其生产方式主要是利用可复制病毒毒种扩增病毒颗粒,生产难点是毒种库及产毒的稳定性、逐级放大工艺的探索,溶瘤病毒生产就是这类方式。而在监管方面,临床试验的早期阶段也难以建立符合 cGMP 所有方面的技术平台;此外,病毒载体的质量控制也存在着挑战:病毒载体的检测项目多且专业性强,所需的仪器设备庞杂、昂贵;病毒载体的检测方法缺乏标准化,很多检测方法需要自行开发且开发周期长,缺乏标准品和参考品,不同方法/不同实验室之间的检测结果存在较大差异;此外缺乏统一的法规规定,没有认可的国际/国内法规依据,各平台之间标准不统一。

第三节　病毒载体基因治疗领域的未来需求和重点项目的建议

一、未来需求

基因治疗领域经历了许多巨大的转变。它在防治人类疾病方面取得了长足进步,给治疗选择有限的患者和家庭带来了希望,但也遭受了许多挫折。使用这类疗法治疗患者可能导致严重的不良反应,甚至在极少数情况下会导致死亡。病毒载体,作为基因疗法最常用的载体递送系统,是决定基因治疗药物研发成功的关键。病毒载体使研究人员和临床医生能够开发强大的药物平台，并从根本上改变了医学的面貌。在过去几年里，基因治疗领域出现了一波基于病毒载体的药物浪潮，这些药物以各种设计和用途获得了监管机构的批准。这些药物主要用于治疗恶性肿瘤、感染性疾病、单基因遗传病及罕见病。

基因治疗可以对致病基因进行修正或补充从而达到治疗效果，因此基因治疗对于特定基因引起的疾病有极大的应用潜能，有望从根本上治愈一些现有常规疗法不能解决的疾病，其中肿瘤和罕见病是基因治疗最主要的应用领域。2020 年全球新发癌症病例 1929 万例，其中中国新发癌症 457 万人，占全球 23.7%。截至 2018 年 10 月，全球报道了 6000 多种罕见病，约占全部人类疾病的 10%。其中，约 72% 的罕见病是遗传病，即由遗传物质的结构改变或调控异常造成的。2020 年中国罕见病患者增至约 2000 万人。此外，核酸疫苗在感染性疾病的防治方面发挥了重要作用。所谓核酸疫苗是将编码病原体的抗原基因导入人体细胞内，在宿主细胞内表达出病原体抗原蛋白，诱导机体产生对该抗原蛋白的免疫应答，以达到预防和治疗疾病的目的。病毒载体是一种重要的核酸疫苗的载体。目前，感染性疾病仍是全球，尤其是发展中国家人口发病和死亡的主要原因之一。除了传统的感染性疾病造成较重的负担之外，新发感染性疾病成为全球重要的公共卫生威胁。由此可见，恶性肿瘤、感染性疾病、单基因遗传病及罕见病的基因治疗需求是巨大的。

美国 FDA 预测：到 2025 年，FDA 每年将批准 10～20 种基因治疗产品。随着基因治疗产品的不断涌现，对符合临床用基因表达载体的需求激增，尤其病毒载体是目前最流行的递送方式，约 2/3 的临床试验选择病毒作为载体。因此，病毒载体基因治疗领域未来对病毒载体有极大的需求。

据相关分析，预计到 2025 年，全球基因治疗市场将以 32% 的复合年增长率达到 121.6 亿美元，中国基因治疗市场规模将增长至 1208 亿元，年复合增长率 24.4%。由此可见，基因治疗病毒载体具有极大的市场前景。

二、重点项目建议

（一）加强具有自主知识产权的新型基因治疗病毒载体的开发

目前，基因治疗病毒载体的专利大多掌握在欧美发达国家手里。因此，我国应该加强具有自主知识产权的新型基因治疗病毒载体的开发。支持利用定向诱导、反向遗传学技术、合成生物学技术、基因工程技术和人工智能等技术精准改造病毒载体的基因组，降低病毒载体的免疫原性，增加病毒载体的转基因的容量，增强病毒载体的安全性、有效性、组织器官靶向性、转基因表达水平可控性以及组织器官微环境调节能力等，开发出多种具有自主知识产权的新型基因治疗病毒载体。

（二）加强基因治疗病毒载体系统给药关键技术研究

基因治疗病毒载体给药方式包括组织器官局部注射、静脉注射、腹膜内注射、胸膜内注射和脑内注射等。目前大多肿瘤基因治疗的病毒载体的主要给药途径为肿瘤内注射。虽然组织器官局部注射或肿瘤内注射给药允许最大程度地向组织器官或肿瘤递送高滴度病毒，但绝大多数组织器官和肿瘤，特别是转移性肿瘤难以通过直接注射实现治疗目的，只能通过血管途径给药经由血液循环达到组织器官或肿瘤部位。因此，静脉注射由于可针对全身组织器官和肿瘤，注射难度小，对患者的创伤小，临床适用性更高，是更为理想的给药方式。静脉注射存在稀释病毒、抗体中和、非靶向性感染等问题，因此需要加强基因治疗病毒载体系统给药关键技术研究。

（三）加强病毒载体基因治疗联合用药研究

对于单基因遗传病，病毒载体基因治疗相对于其他治疗手段具有明显的优势。但对于发病机制复杂的肿瘤，单一的基因治疗往往治疗效果不明显，易导致耐药和治疗失败。目前多靶点、不同抗癌机制的药物联用有望改善这一问题，是目前抗肿瘤药物的研发热点。因此，需要加强支持肿瘤病毒载体基因治疗与免疫治疗药物、小分子靶向药物、CAR-T、肿瘤疫苗以及放化疗等多维度联合治疗肿瘤的新技术和新方案的研究。

（四）加强病毒载体基因治疗的临床转化关键技术的研究和平台建设

目前我国开展针对肿瘤、感染性疾病和单基因遗传罕见病的病毒载体基因治疗的临床试验并不多，上市的病毒载体基因治疗药物更是凤毛麟角。虽然世界上第一个病毒载体基因治疗药物是由我国研发上市的，但近些年来我国在病毒载体基因治疗的临床转化方面处于落后阶段。国家应该加强基因治疗病毒载体的规模化制备关键技术、病毒载体质量控制技术、病毒载体的安全性和有效性的临床前和临床评价技术等病毒载体基因治疗的临床转化关键技术的研究，加快推进病毒载体基因治疗的临床试验研究与成果转化，加强病毒载体基因治疗产品的重点研发基地和临床转化平台建设，在我国建立大型国家级综合性病毒载体基因治疗研究、转化和人才培养基地。

第四节　病毒载体基因治疗领域发展的政策建议

病毒载体基因治疗是一种新兴的疾病治疗手段，对于特定基因引起的疾病有极大的应用潜能，具有重大应用需求和极大的市场前景。与欧美发达国家相比，我国的病毒载体基因治疗技术还比较落后。因此，病毒基因治疗领域亟待有力的政策支持。首先，基因治疗病毒载体研究的热点和应用的瓶颈，如病毒载体的免疫反应、安全性、系统给药、新型病毒载体的发现和改造以及病毒载体基因治疗转化关键技术都属于基础或应用基础研究，需要国家加大对病毒载体基因治疗研究的资金投入。其次，国内从事病毒载体基因治疗研究的主要是高校和科研院所，而且主要从事基础研究，这些机构的转化能力较弱，需要国家出台相关的政策鼓励和支持高校、科研院所科研人员从事病毒载体基因治疗药物的临床转化和产业化相关的工作。最后，新药评审部门应该加快基因治疗药物的评审速度，特别是针对治疗恶性肿瘤、单基因遗传罕见病以及临床急需的药物设立评审快速通道。

第六章

非病毒载体的基因治疗

第一节　非病毒基因治疗的
发展历史与现状

一、基于质粒 DNA 的基因治疗研究现状

　　基因治疗是 20 世纪 90 年代发展起来的一种全新的疾病治疗模式，已成为 21 世纪一些重大疾病的有效治疗策略，是通过载体将外源基因、基因片段或者寡核苷酸导入靶细胞进行适当的表达，以修补致病基因所产生的缺陷，达到治疗疾病的目的。广义地说，基因治疗是应用基因或基因产物，治疗疾病的一种方法。狭义地说，基因治疗是把外界的正常基因或治疗基因，通过载体转移到人体的靶细胞，进行基因修饰和表达，改善疾病的一种治疗手段。基因治疗可以通过取代突变的致病基因，也可以通过改变病变细胞的基因结构，或者通过导入能增强人体内免疫能力的基因等方

式来达到治疗的目的。与传统的药物治疗相比，基因治疗更能实现对疾病的控制。20世纪90年代，4岁的阿香提患有SCID，这是一种腺苷脱氨酶基因缺陷导致的免疫系统几乎崩溃的罕见遗传病。美国的安德森医生和其他合作者，从阿香提体内提取白细胞，将正常表达腺苷脱氨酶的基因导入这些细胞，然后把基因改造后的白细胞重新输入患者体内，手术后的阿香提体内生产出了正常的腺苷脱氨酶。阿香提的成功案例点燃了人们对于基因治疗的热情，之后多个国家的科学家迅速投入基因治疗的浪潮之中，很多人认为基因治疗的时代已经来临。一直到1999年，一位美国男孩在一项基因治疗临床试验中因为病毒载体引起的剧烈免疫反应不幸去世，给科学家们敲响了警钟，让人们重新审视基因治疗这项技术。在此之后，基因治疗又出现了几个临床试验的失败案例，这些失败案例让基因治疗陷入了低潮。最近几年基因编辑等技术兴起，基因治疗热度才渐升。

整个基因治疗产业经过多年的发展，也已经与最初的定义有所不同，逐步形成了多个细分领域，并且涌现了多层次的代表产品。目前的基因治疗根据基因修饰层面不同可以分为基于DNA的基因治疗和基于RNA的基因治疗，而根据基因改造发生在体外和体内的不同又可以分为体外基因治疗和体内基因治疗。目前上市的基因治疗产品大多数由国外开发，国内在这一领域相对来说仍然处在发展初期。而纵观基因治疗发展的历史，中国早在1991年就对血友病B患者展开了世界上第2次的基因治疗临床试验（距离美国NIH进行第1次基因治疗只有1年），并且在2003年批准上市了世界上首个基因治疗产品，虽然其临床疗效至今未得到国际认可，但也在某种程度上证明了国内企业在基因治疗这一领域的巨大潜力。近年来随着国内政策上大力支持新药研发，涌现了一大批优秀的本土基因治疗企业和科学研究机构，国内基因治疗领域的火热程度一点也不亚于国外，新冠疫情似乎也未对这一领域的发展形成阻碍，各公司融资合作不断。

近年来，基于质粒 DNA、siRNA、诱导多能干细胞等的基因治疗药物取得重大突破，向临床应用又迈出重要的一步。迄今，已有大量质粒 DNA 类基因治疗药物进入临床研究。质粒 DNA 是染色体外的 DNA 元件，可以在整个细菌以及其他生命域中发现，现在习惯上用来专指细菌、酵母菌和放线菌等生物中染色体以外的能够自主复制的很小的环状 DNA 分子。在基因工程中质粒 DNA 的超螺旋圆形拓扑结构在转染和表达效率方面优于开放圆形或线性化的类似物，因此常常被用作基因的载体。质粒分子本身具有复制功能的遗传结构，并携带一些遗传信息，其自我复制能力和携带的遗传信息在 DNA 重组操作中非常有用，如扩增和筛选（Bauler et al，2020）。将治疗基因插入质粒导入靶细胞被认为是比较安全和方便的治疗方法，在某些疾病或病理状况下，特定基因的表达可能会降低，质粒 DNA 可被视为增强基因表达的工具，因此质粒 DNA 用于基因治疗的研究逐年增多（Doss and Sachinidis，2019；Li et al，2017）。

在进行基因治疗过程中，由于目的基因本身一般不含有启动子等调控序列，因此，必须将目的基因重组于表达载体的合适位置，再导入细胞，在特定调控序列指导下进行表达。一个理想的载体大致应有下列一些特性：①分子量小、多拷贝、松弛控制型；②具有多种常用的限制性内切酶的单切点；③能插入较大的外源 DNA 片段；④具有两个以上的遗传标志，便于鉴定和筛选；⑤对宿主细胞无害。使用经遗传学修饰的逆转录病毒、腺病毒及其他病毒系统存在一定问题，安全性不足，而插入质粒基因的合成物则更加安全，并能像传统药物一样进行肌内注射。在不同的试验与治疗方面，非病毒载体系统都表现出多种潜在的优越性，所以越来越多的实验室选择非病毒载体基因转移系统作为研究对象。

2018年*Science*杂志发表题为"Gene therapy comes of age"的文章（Dunbar et al，2018），认为基因治疗迎来了新时代，再次引发医药界对基因治疗药物的广泛关注，大型跨国制药企业也向基因治疗研发方面进行实质性投资，基因治疗药物的研发进入快速发展阶段。DNA类基因治疗药物所涉及的临床试验逐年增长，全世界有数百个实验室陆续开展了各种基因治疗的临床试验，但目前上市的基于质粒DNA的基因药物仍极少。

二、基于小核酸的基因治疗研究现状

小核酸类基因治疗药物最早是源于ASO。ASO由反义治疗技术的奠基人Zamecnik等于1978年首次提出，用于抑制Rous肉瘤中RNA病毒的翻译、复制和侵袭（Zamecnik and Stephenson，1978；Stephenson and Zamecnik，1978），由此打开了小核酸类基因治疗药物研究的大门。1998年，FDA批准了首个ASO药物Fomivirsen，用于艾滋病患者CMV视网膜炎的二线治疗。至2020年Viltolarsen获批，全球已有8种ASO药物上市。

小核酸类基因治疗领域的另一重要机制也于1998年被报道，Andrew Fire等（1998）发现双链RNA（dsRNA）可诱导秀丽隐杆线虫的转录后基因沉默，这种现象被命名为RNA干扰（RNA interference，RNAi），并因此获得2006年诺贝尔生理学或医学奖。在此期间，siRNA被发现（Hammond et al，2000；Bernstein et al，2001）并用于抗 HIV 的治疗研究，于 2001 年和 2002 年两次被 *Science* 杂志评为年度十大科学突破。此后的 20 年间，RNAi 的应用研究如雨后春笋般拔地而起，随着核酸测序技术和核酸递送载体的发展，siRNA 药物的开发也有了长足的进步。2018 年，FDA 批准了首个基于 RNA 干扰机制的新药 Patisiran（商品名 Onpattro），采用了 LNP 技术递送核酸，这也是 RNAi 这一诺贝尔奖成果从概念转化为临床应用的一个里程碑，开启了 RNAi 药物研发的新纪元。2019 年，FDA 又批准了另一 siRNA 药物 Givosiran，用于急性肝卟啉症（AHP）的治疗，也是 *N*- 乙酰半乳糖胺（GalNAc）偶联技术的全球首次获批，标志着 RNAi 疗法进入了靶向时代。2020 年，EMA 批准了 Lumasiran 和 Inclisiran，均采用了 GalNAc 偶联技术。

此外，另一种内源性的核酸序列也能引发 RNAi，即微小 RNA。1993 年，Victor Ambros 等在秀丽隐杆线虫中发现了 *lin-4*，这种控制线虫发育时相的基因并不编码蛋白质，而是合成了一种短链的 RNA 分子（Lee et al，1993），lin-4 RNA 与 *lin-14* 基因 3'UTR 结合并抑制 lin-14 mRNA 的翻译进而调控线虫的发育。无独有偶，let-7 同样也是 22 nt 的小 RNA，采用与 lin-4 相同的方式调控线虫由晚期幼虫向成虫的转化（Reinhart et al，2000）。2001 年，这类具有调控作用的内源性小 RNA 被命名为 miRNA（Lau et al，2001）。紧随 let-7 的发现，研究者越来越多地关注 miRNA，各种物种中数以万计的 miRNA 被发现。目前，已有多项基于 miRNA 的药物进入临床研究阶段。

传统的小分子化药和抗体药物通过与靶点蛋白结合而发挥作用，靶点蛋白可以是受体、酶、离子通道等。小分子化药有着生产成本低、可口服给药、药代动力学性质更佳、膜渗透性良好等优势，但其应用受到靶点本身的成药性限制，如取决于靶点蛋白口袋结构的有无、大小、深浅、极性等。与小分子化药相比，抗体药物可有效作用的靶点蛋白种类更多，但是抗体药物存在分子结构更加复杂、生产成本更高、需要注射给药等劣势，此外，抗体药物通常只能与细胞膜表面或细胞外的蛋白质发挥作用，使得其应用受到一定限制。小核酸类药物可通过碱基互补作用于表达相关蛋白质的 mRNA，如 ASO、siRNA、miRNA、saRNA 等，实现基因层面的调节，而非与靶点蛋白进行结合，因此突破了靶点可成药性及蛋白质位置的限制。更进一步，小核酸类药物的作用基础是碱基互补配对原则，因此只需知道靶基因的碱基序列即可对小核酸药物的序列进行设计，而小分子化药和抗体药物则需要根据靶点的复杂结构反复设计优化药物结构。综上，小核酸类基因治疗药物较传统的小分子化药和抗体药物有着诸多优势。

如前所述，小核酸类基因治疗药物的研究已有数十年的历史，已有多种药物上市。目前研究较多的小核酸类基因治疗药物大致可划分为以下三类：第一代，ASO；第二代，siRNA；第三代，miRNA。作用机制对比见表6-1。

小核酸类基因治疗领域的适应证涵盖范围广，包括重症及罕见病（肿瘤、萎缩性侧索硬化、DMD、脊髓性肌萎缩）、眼部疾病、肾脏疾病、心血管疾病、炎症类疾病、代谢类疾病等。截至2020年12月，已有8个ASO药物、4个siRNA药物获批上市。此外，据不完全统计有100余项小核酸药物进入临床试验阶段。目前获批上市的小核酸类基因治疗药物主要集中在罕见病领域。未来随着小核酸药物的应用领域和技术领域不断突破创新，小核酸药物将进一步影响罕见病治疗，并促进肿瘤的治疗，市场需求和市场规模将持续扩大。

表 6-1　小核酸类基因治疗药物的作用机制对比

RNA 种类	结构	作用机制
ASO	15～30 nt 的单链 RNA	① RNase H 依赖：与目标 mRNA 互补配对后招募 RNase H，激活内源性的 RNA 酶促反应，促进目标 mRNA 的降解 ② 非 RNase H 依赖：通过空间位阻效应调节目标 pre-mRNA 的剪接模式，从而抑制目标 mRNA 的翻译，包括外显子跳跃和外显子保留
siRNA	20～25 bp 的双链 RNA	外源性 dsRNA 被内切核酸酶 Dicer 剪切成 siRNA（或直接导入 siRNA），与 Ago2 蛋白结合成 RNA 诱导沉默复合体（RISC），Ago2 将 siRNA 解旋并降解正义链，而保留有反义链的 RISC 与靶 mRNA 的特定序列互补配对并断开，反义链 RISC 继续寻找 mRNA
miRNA	约 22 nt 的单链 RNA	RNAi 过程与 siRNA 的大致相同。区别如下：① miRNA 是内源性的调控 RNA，siRNA 是 RNAi 的中间产物；② 非线性结构使其不能与 mRNA 完全结合，5′ 端的 7 个核苷酸通常与 mRNA 3′UTR 互补配对（种子序列），较短的结合区域导致较弱的结合，进而导致较低的特异性、更广的沉默范围和更强的协同性；③ 除了上述转录后水平的调控，miRNA 还能简单地互补 mRNA，抑制其翻译

　　如前所述，小分子化药和抗体药物的设计、优化都是基于靶点蛋白的分子结构，通过与靶分子三维空间的特异性结合进行筛选，这一过程很难实现高度标准化，有时候会带有偶然的运气成分。而小核酸类基因治疗药物的设计则是基于药物序列与靶基因序列的碱基互补配对进行筛选，不涉及复杂的三维空间结构。原则上，对于任何给定的靶序列，都可以立即设计出对应的小核酸序列。因此，小核酸药物的序列设计有着高度的可复制性。小核酸药物是由基本单元核糖核苷酸以一定的序列连接而成的寡核苷酸，通过适宜的载体递送进入体内发挥作用。因此，针对不同靶基因的不同小核酸药物也可共用相同的核苷酸修饰技术及核酸递送技术。序列的设计、核苷酸的修饰、递送载体的应用都可以高

度平台化，这正是核酸药物行业较小分子化药和抗体药物行业的最大优势，也是小核酸类药物迅速崛起的重要原因。小核酸行业中，在序列设计、核苷酸修饰、递送载体方面有技术组合优势的企业更容易获得平台效应、领跑优势，如 Alnylam、Ionis 等代表企业。以下将以国内外代表企业为例，就小核酸制药的全球业态进行梳理和分析。

（一）国际领先企业研发情况分析

Ionis 及其子公司 Akcea 是全球 ASO 药物领域的领头羊，也是小核酸基因治疗行业的先驱。Ionis 利用其专有的反义核酸技术，创建了一个庞大的 ASO 药物管线，所涉及的疾病领域包括神经疾病、心血管与肾脏疾病、癌症及一些罕见病等，在研药物超过 40 种，并与其他制药巨头达成战略合作。已上市的 Spinraza 在 SMA 治疗方面疗效显著，而 Tegesedi 和 Waylivra 也先后于 2018 年、2019 年获批。Ionis 是小核酸领域较早致力于核苷酸修饰的公司，近年来，Ionis 也开始关注将递送系统与 ASO 结合的技术（LICA），如与 Alnylam 公司合作将 GalNAc 与 ASO 结合，使第二代 ASO 对肝的靶向效率提高了约 30 倍。

Sarepta 公司专注于 DMD 的基因治疗，目前已有多款药物获批上市。该公司的核心技术为外显子跳跃技术和 PMO 核酸修饰技术。其中，外显子跳跃技术使 pre-mRNA 在翻译时跳过发生突变的外显子，从而产生抗肌萎缩蛋白。而 PMO 技术平台使用吗啉代替 RNA 中的核糖，保证 ASO 序列与靶基因正常结合的同时，提高了 PMO 的稳定性。此外，Peptide PMO 是 Sarepta 专有的下一代 ASO 疗法，PMO 与穿膜肽连接，可以靶向递送至骨骼肌、心脏和平滑肌细胞，从而提高递送效率和减少药物剂量。

Alnylam 公司主要专注于遗传病、肝脏传染疾病、心脏代谢疾病和中枢神经 / 眼科疾病四大治疗领域，上市产品如 Onpattro、Givlaari、Oxlumo、Leqvio，并有多项晚期临床项目，在四大战略治疗领域拥有多项临床开发项目。经过 20 年的坚守，Alnylam 在小核酸类药物的核酸序列设计、核酸修饰以及核酸递送系统上都有了深厚的积淀，先后搭建了两种 RNAi 给药技术平台，即 LNP 递送平台和 GalNAc-siRNA 皮下给药递送平台，多种核酸修饰技术以及多代 siRNA 序列模板设计技术。除此之外，Alnylam 还在开发创新 RNAi 技术，包括同时靶向两种 mRNA 的 Bis-RNAi 技术和迅速特异性逆转 RNAi 基因沉默效果的 Reversir 技术，这些新技术的开发将为 RNAi 疗法提供更多可能性。Alnylam 在小核酸药物的研发上有着极高的效率和成功率。至 2025 年，Alnylam 预计每年将有 2～4 个研发项目可以递交 IND 申请。此外，Alnylam 公司的研发项目从 I 期临床试验开始到 III 期临床试验结果的成功率可达 54.6%，远远高于新药开发的行业平均值。这很大程度上得益于小核酸药物研发的平台化倾向属性，疾病的治疗靶点的充分验证，基于序列设计、核酸修饰、递送技术的强大平台，使得 RNAi 疗法的开发较成熟的化药和抗体疗法更为简单。

Arrowhead 公司致力于利用其广泛的 RNA 化学技术组合和专有的核酸递送系统，对靶点基因快速、深入和持久地敲低，从而下调蛋白质的表达。Arrowhead 公司独有的 TRiM 平台实现了高效的配体介导的靶向 RNAi。TRiM 系统的组成结构包括靶向配体、连接子和 siRNA，用于配体介导的组织特异性靶向递送。该平台的独特之处在于能够筛选有效的 siRNA、高亲和力的靶向配体和连接物，从而优化每种候选药物的药代动力学，形成更个性化的 siRNA 传递平台。靶向递送是 Arrowhead 公司发展理念的核心，而 TRiM 平台是公司多年靶向药物载体研究的成果。

（二）国内小核酸行业发展现状及政策倾向

2009 年，通过与军事医学科学院产学研合作，杭州天龙药业成立，专业从事抗病毒与抗肿瘤两大系列核酸新药开发，核心产品包括 CT102、Cantide 与 Flutide 等系列核酸候选药物，应用领域涵盖流感、肝癌、手足口病、肝炎等国家重大疾病领域。其中 CT102 是具有自主知识产权的反义核酸药物，于 2018 年进入临床试验。作为一类全新的基因靶向治疗药物，其特点是作用靶点明确、易于设计且能从"根本"上对疾病进行治疗。

瑞博生物专注于小核酸创新技术和小核酸药物研究开发，对标国际小核酸技术的创新前沿，建立了包括序列设计及高通量筛选、核酸修饰技术、小核酸递送技术、核酸化学及生物分析方法、核酸制备工艺、小核酸药学研发等在内的自主可控、全技术链整合的小核酸药物研发平台，支持小核酸药物从早期研发到产业化的全生命周期。通过自主创新和国际合作打造了丰富的小核酸药物研发品种管线，适应证涵盖感染、肿瘤、代谢、心脑血管和神经等多个疾病领域，包括针对乙型肝炎、高脂血症等的 siRNA 疗法，围绕小核酸创新技术申请了国内外发明专利多项。公司以技术创新开拓国际合作，与全球核酸领域领军企业建立了品种和技术战略合作。

苏州圣诺是直属美国 Sirnaomics 公司的一家临床阶段生物制药公司，致力于发现和开发针对癌症和纤维化疾病的 RNAi 疗法。苏州圣诺专注其多靶向药物设计，并通过专有的多肽纳米颗粒（PNP）核心技术，开发出独特的核酸干扰药物导入平台。PNP 是核酸类药物的体内运送载体，是由人工合成的组氨酸和赖氨酸的多肽共聚物（HKP）。组氨酸和赖氨酸按照体外设计，人工合成为分支状多聚物 HKP，在水溶液中，HKP 多肽分子中的赖氨酸的氨基与核酸分子中的磷酸基通过离子键相互作用而结合（包括分子间的疏水键等其他相互作用），自组装形成一定大小的纳米颗粒。药物纳米颗粒通过细胞的内吞作用进入细胞。在内含体内，由于酸性增强，弱碱性的组氨酸开始质子化，进而导致内含体膜溶解，释放内含的小干扰核酸分子。其领先候选产品 STP705（科特拉尼注射剂）利用双靶向抑制特性和 PNP 优化载体系统。

中美瑞康是一家初创型新药研发企业，致力于研发以"RNA 激活"技术为核心的创新型药与疾病治疗方法。RNA 激活技术是目前唯一能够实现内源性基因激活并已进入临床验证的颠覆性技术，它通过重新开启内源性基因的表达、恢复蛋白质的天然功能来治疗疾病，有望填补现有靶向治疗药物只能抑制靶基因靶蛋白表达的巨大空白。

综上，作为平台型的公司，核酸类制药企业的产品线往往较多。以瑞博生物为例，其研发管线涵盖肿瘤、自身免疫性疾病、眼科、心脑血管、抗病毒、消化代谢等。这就是核酸类制药企业的优势，不受疾病领域或靶点类型的限制，只需要明确靶基因与疾病发生的关系以及基因的序列，就能开发出小核酸类药物。

近年来，随着药品医疗器械审评审批制度改革的实行与不断深化，药品注册分类改革、临床试验备案制、《国际多中心药物临床试验指南（试行）》等都是对新药研发的重大政策红利，也意味着我国药品审评审批逐步与国际接轨，而小核酸类基因治疗药物正是在这样的政策红利背景下开始进入中国。随着国外越来越多小核酸药物的上市，我国药监部门也开始批准小核酸药物在国内的临床试验，意味着药监部门对小核酸药物持肯定态度。此外，根据最新的药品注册分类以及国内获批的多项小核酸药物临床试验，将小核酸类药物明确为化学药，解决了困扰业界多年的小核酸药物注册分类不明确的问题。但由于小核酸药物在国内研究还相对较少，药监部门应根据国内外小核酸药物研究的最新进展，加强与申请者在注册全过程中的政策沟通和指导，进而加速小核酸药物的审评进程。

三、基于 mRNA 的基因治疗研究现状

mRNA 是中心法则中的一种遗传物质，它承接着 DNA 和蛋白质。自从 1961 年首次发现 mRNA 以来，它就成为基础研究和应用研究的热点。然而，在发现 mRNA 的最初几十年里，mRNA 研究的重点是了解真核细胞中 mRNA 的结构、功能及其代谢。直到 1989 年提出了基于 mRNA 的药物概念。1990 年，Wolff 等首次报道了通过小鼠骨骼肌肌内注射 mRNA 可使其编码的蛋白质表达，展示了 mRNA 的应用潜力，也证明了 mRNA 疫苗开发的可行性（Wolff et al，1990）。然而由于 mRNA 的不稳定性、免疫原性和体内递送的低效性，mRNA 治疗药物的研究长期以来没有实质性的突破。近年来，随着 mRNA 合成技术、分子修饰技术及递送技术的发展，mRNA 治疗药物发展迅速，成为一种新兴基因疗法。

目前，mRNA 可以通过体外转录（IVT）进行简单合成，IVT mRNA 的生产工艺通用性强，可以快速应用于生产不同的目的蛋白，节省药物研发时间，提高效率，成为应对流行病暴发的一种有前景的策略。例如，抗 SARS-CoV-2 的 mRNA 候选疫苗是第一个在人体上进行测试的疫苗。与基于 DNA 的治疗药物不同，mRNA 仅需进入细胞质即可翻译成蛋白质，无须进入细胞核，因

此较易实现高效转染；同时不存在基因插入和整合的风险，因此提高药物的安全性。相比传统的蛋白质／多肽类药物，mRNA 附着在核糖体上，连续地翻译为编码蛋白质／肽，直到其衰变，具有更好的治疗效果。这些相对于 DNA 或蛋白质／肽的优势使得 mRNA 进入生物医学领域的各个分支。mRNA 治疗药物不仅在疫苗领域具有独特的优势，其在癌症免疫治疗、蛋白质替代、基因编辑等各个领域也取得了长足的进展。下面将进行分析。

（一）mRNA 疫苗

疫苗在人类的生存历史上发挥了举足轻重的作用，挽救了无数人的生命。新冠疫情也让我们深刻体会到开发安全有效的新冠疫苗多么重要。目前常规的疫苗主要包括减毒／灭活疫苗、亚单位疫苗以及核酸疫苗（包括 DNA 疫苗和 mRNA 疫苗）。核酸疫苗是在第一代减毒／灭活疫苗和第二代亚单位疫苗基础上发展起来的第三代疫苗。相比于减毒／灭活疫苗以及亚单位疫苗，核酸疫苗不仅能够产生持久免疫应答，增强机体免疫反应，并且制备简单、成本更低，贮存、运输方便，成为疫苗研究领域中的新星。目前，核酸疫苗主要分为质粒 DNA 疫苗和 mRNA 疫苗。其中 mRNA 疫苗是将编码特定抗原的 mRNA 导入抗原提呈细胞（APC，包括树突状细胞、单核巨噬细胞等）中，并通过在 APC 中翻译成相应的抗原蛋白或多肽，进行抗原提呈，诱导宿主的免疫系统产生对该抗原的免疫应答，从而达到预防和治疗的目的。相较于 DNA 疫苗，mRNA 疫苗具有更多优势。例如，①安全性：mRNA 不需要进入细胞核，而在细胞质中即可表达蛋白质，因此不存在插入基因组导致突变的风险。此外，mRNA 可通过正常的细胞过程降解，其体内半衰期可通过使用各种修饰和递送方法来调节。因此，也可通过下调 mRNA 的固有免疫原性进一步增加安全性；②有效性：不仅可以通过各种修饰、纯化使 mRNA 更稳定且翻译能力更强，还可通过不同载体负载 mRNA，使其被细胞摄取和表达，从而实现高效的体内递送；③可生产性：由于体外转录反应的高产率，mRNA 疫苗具有快速、廉价和规模化生产的潜力（Pardi et al, 2018）。基于以上独特的优势，mRNA 疫苗近年来在感染性疾病以及肿瘤领域发展迅速，已有多个品种进入临床 Ⅱ 期研究。

（二）蛋白质替代疗法

除了基于 mRNA 的单克隆抗体外，mRNA 治疗还可以通过直接递送由于基因突变而缺失或失活的功能蛋白编码的 mRNA 来治疗基因疾病。迄今，最先进的基于 mRNA 的蛋白质替代疗法是血管内皮生长因子 A（VEGF-A）和囊性纤维化跨膜转导调节因子（CFTR）。在小鼠心肌梗死模型中，心肌内注射 VEGF-A mRNA 可表达足够的功能蛋白，显著降低心肌细胞凋亡，增加毛细血管密度，对小鼠心脏起到保护作用，目前此研究已开展了 Ⅱ 期临床试验。除了心肌梗死外，mRNA 疗法也应用于治疗由基因突变引起的囊性纤维化。在一项体外研究中，CFTR mRNA 递送明显恢复受损的 CFTR 功能。Robinson 等（2018）报道，包载 CFTR mRNA 的 LNP 经鼻给药后，可恢复小鼠 55% 的净氯外排特性，该研究已进入 Ⅰ / Ⅱ 期临床试验。

目前，基于 mRNA 的蛋白质替代治疗的临床前研究主要集中在代谢性疾病、肿瘤和罕见遗传性疾病等领域。血友病是一组伴有遗传性凝血功能障碍的出血性疾病，可分为血友病 A、血友病 B 和血友病 C，分别由凝血因子Ⅷ（FⅧ）、凝血因子Ⅸ（FⅨ）和凝血因子Ⅺ（FⅪ）缺陷引起，蛋白质替代疗法通过传递编码相应因子的 mRNA 来治疗血友病。蛋白质替代疗法也适用于代谢酶基因突变引起的代谢性疾病。肝肾酪氨酸血症Ⅰ型（HT-Ⅰ）是一种由 FAH 突变导致酪氨酸降解障碍引起的可致多器官损伤的罕见遗传代谢性疾病。科学家设计并优化了树状高分子脂质纳米粒来包载 FAH mRNA。以 mRNA 为基础的蛋白质替代疗法也为肿瘤治疗提供了一种选择。*PTEN* 作为一种有效抑癌基因在前列腺癌中缺失，科学家采用脂质纳米粒将 PTEN mRNA 递送给前列腺癌小鼠，产生 PTEN 蛋白，显著抑制了肿瘤生长。基于 mRNA 的蛋白质替代疗法也被应用于罕见病治疗领域。FXN 的减少是导致弗里德赖希共济失调的主要病理原因。科学家发现在背根神经节中，静脉或鞘内注射包载 IVT FXN mRNA 的 LNP，可以成功补充减少的FXN，用于治疗弗里德赖希共济失调。

由此可见，基于 mRNA 的蛋白质替代疗法在基因治疗领域具有巨大的应用潜力。根据目前所报道的 mRNA 递送载体研究，mRNA 较易分布在肝、肺等器官，因此针对肝、肺的蛋白质替代疗法较易实现。同时需要不断开发新的递送载体、靶向策略或不同的给药途径，使得基于 mRNA 的蛋白质替代疗法在其他器官和疾病中广泛应用。

（三）基因编辑

近年来，随着多种人工核酸内切酶技术的出现，基于 mRNA 的基因编辑技术得到了快速发展和广泛应用。mRNA 编码的人工核酸内切酶技术主要包括：锌指核酸酶技术、类转录激活因子效应物核酸酶（TALEN）技术和 CRISPR/Cas 系统。mRNA 药物通过编码上述 3 种核酸内切酶来精确靶向双链 DNA 产生双链断裂，然后通过非同源末端连接或同源重组介导的 DNA 损伤修复引入突变。其中，CRISPR/Cas9 由于具有构建方法简单快捷、成本低廉以及突变效率高等许多优点，已成为基因组编辑领域的关注热点。

在基于 mRNA 的基因编辑技术应用中，T 细胞因其在抗癌症和抗感染方面显示的巨大潜力成为研究的焦点。目前，电穿孔是体外将编码核酸内切酶的 mRNA 导入 T 细胞的主要方法。其中，转染效率、特异性和安全性是关键的评价指标。例如，通过体外电穿孔将化学修饰的 sgRNA 和 Cas9 mRNA 导入人原代 T 细胞中，比未修饰的 sgRNA 基因组编辑效率更高。而且，与 DNA 相比，Cas9 mRNA 不仅改善了基因编辑效果，还降低了毒性。目前，已有基于 mRNA 的基因编辑研究将 ZFN mRNA 修饰 CCR5 的 $CD4^+T$ 细胞用于 HIV 感染者。

目前，基于 mRNA 的基因编辑具有强大的基因编辑活性，与 DNA 相比没有整合入宿主基因组的风险，是具有巨大潜力的基因治疗工具。但是，mRNA 的不稳定性和脱靶效应以及电穿孔等递送方法的弊端仍然是临床应用的一项挑战。因此，未来的研究将集中在 mRNA 的安全和有效递送策略上，以用于进一步的治疗。

新冠疫情中，新冠疫苗的研发如火如荼。其中 mRNA 疫苗由于其制备工艺简单、成分明确、生产周期短、成本低、抗体特异性高以及安全性高等优势成为新冠疫苗的一大研究方向。然而 mRNA 疫苗的研发也并非如此简单，从前期抗原的选择，到 mRNA 序列的优化、核苷酸的修饰筛选，以及递送系统的选择和免疫效果的评价都至关重要。

近年来，随着 mRNA 合成技术、分子修饰技术及递送技术的发展，mRNA 治疗药物发展迅速，国内外也有越来越多的企业对 mRNA 的合成修饰技术及递送技术进行研究。尽管国内 mRNA 疫苗的研究起步较晚，但依然出现了一些新兴的研究 mRNA 的企业。以下将以国内外代表企业为例，就 mRNA 治疗药物的全球业态进行梳理和分析。

（四）国际领先企业研发情况分析

在全球 mRNA 疫苗研发领域中领先的"三巨头"是 Moderna、CureVac、BioNTech。

Moderna 是"三巨头"中成立最晚的企业，其创始团队源于哈佛大学，致力于 mRNA 药物的研发。Moderna 现有多个 mRNA 候选药物 / 疫苗，治疗领域涵盖了感染性疾病、肿瘤、罕见病、心血管疾病和自身免疫疾病等，其中已有多个产品进入临床阶段。

BioNTech 总部位于德国，主要研究方向为 mRNA 肿瘤治疗性疫苗，包括不具有个性化的多种肿瘤相关抗原混合的肿瘤 mRNA 疫苗以及患者肿瘤特异性抗原 mRNA 疫苗；同时，还致力于 CAR-T 和 TCR-T 与 mRNA 的结合应用等，在 mRNA 治疗药物领域开辟了新天地。BioNTech 的 mRNA 候选药物 / 疫苗涵盖了肿瘤、罕见病和感染性疾病等领域。

CureVac 是全球首家成功将 mRNA 应用到医疗领域的公司，专注于 RNA 药物的研发与产业化，也是全球首家建立符合 GMP 标准的 RNA 生产线的公司。目前，CureVac 有 4 种 RNA 技术平台：RNActive、RNArt、RNAntibody 和 RNAdjuvant。其候选药物 / 疫苗涵盖了肿瘤、罕见病和感染性疾病等领域。

（五）国内 mRNA 治疗药物发展现状及政策倾向

国外 mRNA 治疗药物企业巨头在引导着 mRNA 治疗药物的发展，越来越多的国内企业也紧随国际趋势，开始加入 mRNA 治疗药物的研究领域。2020 年，全球著名风险投资数据公司 CB

Insights 首次发布中国 mRNA 企业榜单，艾博生物、圣诺生物、中美瑞康、斯微生物、瑞博生物、深信生物、吉玛基因、锐博生物这 8 家中国 mRNA 公司上榜。下面对部分国内 mRNA 公司进行梳理和分析。

斯微生物建立了 mRNA LPP 纳米递送技术平台，该纳米技术比传统的 LNP 具有更优的 mRNA 负载效果，并可通过聚合物的降解释放 mRNA。并且，该 LPP 纳米递送系统可以较好地靶向树突状细胞，从而达到更优的免疫治疗效果。目前斯微生物的 mRNA 治疗药物涵盖了传染病、肿瘤、蛋白缺陷类疾病以及遗传病等领域。

艾博生物主要致力于 mRNA 疫苗研发、分子设计、递送系统等技术领域。艾博生物开展了 mRNA 疫苗的临床前研究，包括 mRNA 疫苗分子设计、化学修饰及制剂工艺开发，开展疫苗药效、毒理实验等。

还有其他 mRNA 治疗药物企业，如美诺恒康自主研发 mRNA 肿瘤疫苗产品，涵盖了胰腺癌、直肠癌和肝癌等领域；瑞吉生物致力于研发 mRNA 创新药物与新型基因疗法，覆盖癌症、传染病和罕见病药物等治疗领域。

国内 mRNA 治疗药物企业还都非常年轻，还有很长的路需要去探索。鉴于基因治疗产品开发投入高等特点，国家也应对生物技术产业的发展制定一系列优惠和扶持政策，广泛吸引各企业、高校、医院等的参与，逐渐形成一批由科技人员参与或创办的高新技术新兴产业，有力地促进科研成果转化，加快 mRNA 治疗药物等一系列基因治疗药物的产业化。同时为了保障研发人员的积极性以及创新性，国家也应加强基因治疗药物的知识产权保护。相信在多方面的努力下，mRNA 治疗药物等基因治疗药物将在感染性疾病、恶性肿瘤、遗传病以及各种罕见疾病中发挥更大的作用。

第二节　非病毒基因治疗当前研究热点和重要科学问题

一、基于质粒 DNA 的非病毒基因治疗当前研究热点和重要科学问题

尽管质粒 DNA 本身是一个复杂的分子，但其具有高安全性、低免疫原性和容易大规模生产、质量易于控制等优点，成为人类基因治疗的极具吸引力的试剂。目前该领域研究的热点问题大致包括质粒 DNA 递送载体的技术突破、治疗机制和策略的突破及治疗疾病范围的扩展。

（一）目前质粒 DNA 基因递送系统的研发趋势

在基因治疗中，关键在于安全和有效的基因递送系统的开发，将治疗性基因以一定的方式高效导入所需部位，并使之在靶细胞中适时适量表达，从而达到治疗疾病的目的，这是最理想的基因治疗模式。其中有几个关键问题：首先是必须能够获得足够数量携带该基因的载体或 / 和细胞；其次是必须建立一条有效的途径将该外源基因导入体内、转染靶细胞；最后，转染入宿主细胞的目的基因必须能产生足够量的产物，可维持适当长的时间，且不产生有害的副作用。简言之，即质粒 DNA 递送载体的安全性、递送效率及靶向能力。事实上，自 1995 年以来，为了让这种创新的

方法从实验室走向临床，全世界基因治疗领域的科学家们在改善基因导入系统方面作了大量的努力，将基因载体的性能进行了大量改进及应用研究，当前研究开发的各种物理、化学方法途径为基因递送进入体内提供了更多的可能性。其中物理转染系统只能应用于皮肤、肌肉和肝脏等有限几种组织；病毒载体充分利用了病毒高度进化所具有的感染和寄生特性，已广泛而有效地得到了应用。但是病毒载体存在许多不足，主要体现在免疫原性高、毒性大、目的基因容量小等。非病毒载体导入基因的效率相对较差，故在基因治疗临床试验中的使用率不到 20%；但非病毒载体的生物安全性较好，特别是靶向性的脂质体、靶向性的多聚物，以及脂质体/多聚物/DNA 复合物等新产品的出现，结合电脉冲、超声等新技术，明显提高了导入效率和靶向性，是今后非病毒载体发展的重要方向。

质粒 DNA 只有进入细胞核内才能表达，而进入细胞后能够进入核内的质粒一般不超过 10%，提高载体的细胞摄取效率，目前研究方法主要包括基因枪及电穿孔等。基因枪是指将质粒 DNA 包被在金微粒子表面，利用高压氦粒子流装置的仪器将 DNA 加速，有效地将 DNA 带入靶组织的装置。这种装置可将 DNA 直接打入细胞核内，可避免药物 DNA 被酶降解。其缺点是操作较复杂，对设备有特殊要求，且基因枪仅使金属颗粒深入组织中几毫米，限制其应用。电穿孔不涉及任何特定的 pDNA 制剂或制备方法，但它需要用电脉冲输送的专用医疗设备，向细胞施加电场以在细胞膜上产生临时孔并增加其渗透性，从而允许将不同的分子引入细胞。应用电穿孔进行体外 DNA 的转染研究已经有许多年了，最初只是将其用作一种试验手段，用于真核细胞或细菌的转化试验，后来用于基因治疗，试验证实这种方法可提高 DNA 对小鼠皮肤细胞及肿瘤细胞的转染效率。在一项研究中，参与者接受了 HIV-1 多抗原 DNA 疫苗与 IL-12 质粒 DNA 佐剂的联合给药，结果证明了电穿孔肌内注射的有效性和安全性。

核酸通常情况下不能通过细胞膜，我们可以用基因枪、电穿孔等物理方法创造一个瞬态孔，或者利用大分子吞噬作用、内吞作用及胞饮作用等各种细胞吸收机制，使核酸通过细胞膜。非病毒载体的传递几乎都涉及内吞作用，其中核内体发挥了重要作用。核内体是一个具有运载功能的囊泡结构，为细胞外物质进入细胞内提供了运载途径。但是，核内体会将捕获的大分子递送至溶酶体并降解，故非病毒载体通过内吞作用进入细胞后必须从核内体中逃逸出来才能转染细胞。一种研究将阳离子复合物与核内体膜上的阴离子结合，形成中性离子对，最终破坏核内体膜并促进阳离子复合物的分解。另一种研究是利用核内体室内产生的渗透压差，引发核内体小泡的肿胀和破裂，使非病毒载体从核内体中逃逸出来。大分子量蛋白质的核摄取是一种通过输入蛋白特异性识别并结合具有核定位信号肽的转运蛋白的主动转运过程，在一项研究中，猿猴病毒的核定位信号肽通过加帽作用附着在线性质粒的一端，用这一质粒与聚醚酰亚胺混合后转染细胞，可以将基因传递到细胞核的效率提高 8 倍。

提高载体的细胞外稳定性的途径包括有机材料基因递送体系，如脂质体、阳离子多肽、壳聚糖、阳离子聚合物等，以及无机材料基因递送体系。非病毒载体一旦进入细胞外环境就必须保持其结构的完整性，以实现与靶细胞的接触。相比于有机材料，无机纳米材料具有特定的性质，如尺寸可调、易于表面修饰等。通常来说，有三种策略用于修饰无机纳米粒，进行基因递送：第一种策略是将负电荷基因与正电荷无机纳米粒形成复合物；第二种是将基因以响应性共价键形式连接在纳米粒上；第三种则是在无机纳米粒表面修饰两亲性高分子，负电荷基因通过静电作用吸附在高分子层中。目前，已有的无机材料包括金纳米粒、碳纳米管、石墨烯、量子点、上转换纳米粒、二氧化硅纳米粒，被广泛应用于质粒 DNA 和 RNA 递送。目前未见无机纳米材料递送基因用于临床，但是随着研究的不断深入，无机材料有潜力成为临床上基因治疗的新工具。除了传统意义上构建的有机、无机材料体系外，许多研究也设计了其他类型的递送材料用于基因治疗，如无机－有机杂化体系、基于氟化材料的载体体系和蛋白质载体递送体系等。这些体系在一定程度上克服了传统递送体系的一些缺点，因此它们为基因治疗的发展提供了新的可能性。采用无机－有机杂化方式构建的载体材料不仅能克服两种材料各自的缺点，还能充分发挥材料本身特有的性质。因此，越来越多的研究利用无机－有机杂化体系进行基因递送。通常来说，该体系主要分为三种类型。第一种是在无机纳米粒表面修饰有机材料得到的杂化体系；第二种是金属材料为核、有机材料为壳的壳核杂化体系；第三种是非金属材料为核、有机材料为壳的壳核杂化体系。基于氟化材料构建的递送体系能在一定程度上提高载体的基因递送效率。有一段时间，含氟药物占所有上市药物的 25% 左右，因此，氟化材料作为基因载体也有潜力应用于临床研究。除此之外，还有研究者利用天然蛋白构建基因递送载体，其通过分子识别等非静电作用包载基因发挥作用。最重要的是，体系中使用的核糖核蛋白是一种人源蛋白，使得纳米粒表面带负电荷且较阳离子载体具有更低的免疫原性，非常有潜力应用于临床研究（Liu et al，2018）。

非病毒载体治疗基因的表达水平取决于驱动其表达的启动子类型。用于驱动基因表达的启动子根据来源可分为病毒启动子和组织特异性启动子。研究表明，尽管使用组织特异性启动子可能有利于靶向转录，但由于基因转录水平低，它们的效用有限。组织特异性启动子与增强子和内含子联合使用，大大提高了治疗基因的表达水平。研究结果显示，受体细胞在转染的过程中可能因为受损而死亡，转染细胞由于暴露于转染剂或 DNA 降解产物中也可发生细胞凋亡。此外，许多基因启动子区通常存在一些富含双核苷酸 CG 的区域，这一区域的 DNA CpG 甲基化也可能导致基因沉默。研究发现，免疫系统具有识别细菌 DNA 非甲基化 CpG 的能力，免疫细胞可以通过释放细胞因子导致炎症，因此结合无 CpG 的质粒主干和无 CpG 的启动子可能会使基因治疗成功。

（二）质粒 DNA 治疗新机制和新策略的研发趋势

由于传统的基因治疗仅靠添加正常功能的基因，对于显性疾病的治疗往往束手无策，因此更多的研究开始聚焦替代方案。基于同源重组修复的传统基因编辑技术虽然解决了缺陷基因定点修复和外源基因靶向插入的难题，但其体内编辑的低效性极大地限制了其在临床试验中的应用（Liu et al，2019）。基因组靶向修饰技术是基因组改造和基因研究的重要手段，人工核酸酶介导的基因修饰技术很大程度上提高了基因组靶向修饰的有效性、高效性和特异性。新型基因编辑技术主要的原理基础是利用核酸酶特异性切割 DNA 形成双链缺口，然后进行目的修复，从而达到修改基因片段的目的。目前基因组编辑技术经历了三代工具，分别是 ZFN、TALEN 和 CRISPR/Cas 系统。CRISPR/Cas 系统能对目的 DNA 进行高效定点编辑，并且实验操作简单易行、费用低廉。不同于 ZFN 和 TALEN 复杂的蛋白质识别结构域，CRISPR/Cas 的识别组件是 RNA 序列，由于 RNA 与 DNA 的识别更加直接，不会有锌指阵列那样的互相影响，可以大大简化筛选过程。因此 CRISPR/Cas 系统迅速超越前两代被转化成一种广受欢迎的最新型基因编辑技术。

如上，基因编辑技术近年来已获得较大发展，并且可喜的是，质粒 DNA 的引入有望解决目前该技术存在的部分问题，令该技术获得进一步的发展。与经典的基因递送疗法相比，基因组编辑治疗正处于临床转化的初级阶段。传递系统应解决 CRISPR 基因编辑目前存在的局限性，例如：①缺乏针对特定组织或细胞的靶向性；②无法进入细胞；③激活免疫系统；④脱靶效应。其中最值得注意和研究的局限性当属 CRISPR/Cas9 的脱靶效应，在一项针对小鼠基因组的 81 个基因组编辑项目的研究中，证实了 1000 多个预测的位点中有 32 个脱靶位点存在。目前解决的办法包括：①仔细选择引导序列；②使用改进的递送方法；③载体表面修饰靶向肽等来增强肿瘤组织靶向性；④提高 Cas9 蛋白的特异性等。近年来，针对降低脱靶效应的研究层出不穷，其中一种实验方法表明，在 gRNA 的核糖磷酸骨架中选择的位点掺入化学修饰物可以显著降低脱靶效应，同时可显著降低 CRISPR/Cas9 系统编辑后的脱靶效应。但不可否认的是，在一味降低脱靶效应的同时，也不可避免地会降低中靶效率，如何平衡两者，对基因组编辑安全有效地用于临床试验至关重要（Wilbie et al，2019）。

（三）基于质粒 DNA 的基因治疗在疾病应用范围的研发趋势

根据现有文献，基因治疗临床意义重大，在部分适应证上，基因治疗比传统的治疗方案有明显优势，综合来看，目前国内外基因治疗行业在肿瘤治疗方面的研究较多且发展迅速。

目前已经在临床前黑色素瘤模型中广泛测试了质粒 DNA 的传递，表明直接递送至肿瘤可产生直接的抗肿瘤作用，递送至替代位点可产生其他治疗选择，例如癌症疫苗、肿瘤血管生成的减少或肿瘤细胞凋亡的诱导。已有两种免疫疗法发展到黑色素瘤临床试验。使用电穿孔递送编码 IL-12 或 IL-2 的质粒 DNA 被证明是安全的，没有报道 3 级或 4 级毒性。带有电穿孔的 IL-12 递送在大多数治疗中导致黑色素瘤细胞明显坏死，而且多个队列的患者活检物中显示淋巴细胞浸润；此外，治疗后可诱发全身反应。

CAR-T 方法是体外基因治疗目前在临床上最成功的应用。CAR-T 技术现阶段主要用于血液肿瘤的治疗，主要代表是 FDA 于 2017 年批准的 Kymriah 和 Yescarta 两款产品；实体肿瘤的治疗尚在探索阶段，还需要等待技术上出现革命性的突破。

除肿瘤之外，基因治疗领域有望扩展，如对单基因遗传病、DNA 疫苗接种等领域的研究应用。人体的遗传病是很难用一般的药物治疗的，基因工程的兴起为此带来了曙光。基因治疗把正常的基因导入患者体内，该基因的表达产物发挥功能从而治疗疾病，这是治疗遗传病最为有效的手段。特别是在发现一些基因相关疾病之后，DNA 疫苗接种也逐渐成为临床领域的重要治疗和预防方式。

在过去的几十年中，基因治疗和 DNA 疫苗接种逐渐成为临床领域的重要治疗和预防方式。质粒 DNA 在生物医学中诱导治疗的效果日益提高，对生物制药研究和工业产生了重大影响。与传统的基于蛋白质的疫苗不同，DNA 疫苗基于细菌质粒，该质粒编码由有效的真核启动子驱动的疫苗抗原。DNA 疫苗相比于传统疫苗具有许多优势，疫苗设计简单明了，通常只需要一步克隆到质粒载体中，从而减少了成本和生产时间。质粒 DNA 制造过程涉及多个步骤，但必须设计多个单元操作并将其集成到全局过程中。根据对人类临床给药的要求设计了质粒后，主要由大肠杆菌宿主生物合成。生产过程的重中之重是提高质粒数量，需要优化生产条件以保证质粒 DNA 的稳定性和生物活性。质粒 DNA 的提取物具有生物分子的复杂性和多样性，说明获取纯净的、具有生物活性的质粒 DNA 的重要性。最近，对现有纯化方法的改进或质粒纯化新方案的建立已得到加强。

二、基于小核酸的非病毒基因治疗当前研究热点和重要科学问题

截至 2020 年 12 月，已有 8 款 ASO 药物和 4 款 siRNA 药物获批上市，小核酸类基因治疗药物已经进入收获期，然而，小核酸类基因治疗药物的发展历程并非一帆风顺。21 世纪初科学界的重大成果促成了制药资本的"盲目"倾斜，2005～2009 年 RNAi 领域吸引了数十亿美元的资金投入，但是资本过于乐观，低估了小核酸类药物的转化难度。外源的核酸药物要进入体内发挥作用需要克服多重阻碍：①化学不稳定性，易被环境中及体内的核酸酶降解；②分子结构较大，且带有大量负电荷，难以被细胞摄取；③进入细胞后还需通过溶酶体逃逸，释放到细胞质中方能发挥作用；④外源性的核酸分子具有免疫原性，会激活人体免疫系统的反应。2010 年前后小核酸类药物因免疫原性和递送系统的问题屡遭挫折，Novartis 和 Roche 中止了与 Alnylam 的合作，Pfizer 和 Abbott 也中止了 RNAi 药物的研究项目。虽然这一轮资本注入未能获得预期回报，但是为推动整个小核酸行业的发展贡献了力量，包括基因测序技术的迭代、核苷酸修饰及核酸递送系统等

技术的开发。以下就小核酸基因治疗药物设计的技术关键进行讨论。

（一）序列设计

所有种类的小核酸类基因治疗药物都基于药物的核苷酸序列通过碱基互补配对原则对目标基因特异性识别。因此，目标基因的测序和药物核酸序列的设计是核酸类药物设计的基础。为了获得安全性和高效性，RNAi 药物需要确保反义链的排他性选择，这可以通过调节 dsRNA 的热力学稳定性来实现。通常，优先选择在其 5′ 端具有较弱碱基配对的链，理想的 dsRNA 触发因子在反义链的 5′ 端比正义链的 5′ 端具有更多的 AU 富集。一旦加载到 RISC 中，前导链需要与其在靶 mRNA 上的结合位点碱基配对以启动 RNAi 活性。

此外，序列选择还需避免脱靶与其他 mRNA 的匹配。miRNA-RISC 可以潜在地下调任何与前导链种子序列具有碱基配对互补性的 mRNA，种子序列仅由 7 个核苷酸组成，所以脱靶匹配的潜在数量很大。即便是被认为高特异性的 siRNA 也存在脱靶风险。当 siRNA 和 mRNA 出现不完美配对时（通常在 mRNA 3′ UTR 区域的基序），就会引发类似 miRNA 的离靶沉默效应。更有趣的是，用于传递 siRNA 的载体可能会被骨髓细胞或树突状细胞非特异性摄取，激活 TLR，从而触发这些细胞的先天免疫反应。目前较多用于筛选基因组序列匹配的工具是 NCBI BLAST，并且，随着基于卷积神经网络和深度强化学习的新设计算法的发展，加上开发经验的积累，RNAi 序列效力和靶向特异性的难度将一步步被降低。

（二）核苷酸修饰

对核苷酸进行化学修饰的作用有三：其一，改变单个核苷酸分子的化学结构，提高药物核酸序列对目标基因序列的亲和力，降低脱靶风险；其二，通过磷酸二酯键结构的变化增加其药物核酸分子对体内核酸酶的稳定性，增加循环时间；其三，化学修饰改变了 RNA 分子的天然结构，"欺骗"免疫系统，减少先天免疫识别，降低其免疫原性。总的来说，起到增效减毒的作用。早期研究中，天然核酸结构的 ASO（也称为未修饰的 ASO）也被用于靶向 RNA，并取得了一定的成功。然而，由于存在磷酸二酯键，未修饰的 ASO 容易被核酸酶降解。此外，未修饰的 ASO 的大尺寸和电荷限制了其在细胞中的被动扩散。

基于核苷酸分子的结构，修饰可分为磷酸、核糖、碱基三个部分。常用的磷酸修饰包括：硫代磷酸酯（PS）（药物 Inotersen、Mipomersen、Nusinersen）、二硫代磷酸酯（PS2）等。其中，PS 是第一代 ASO 药物中常见的核苷酸化学修饰，将磷酸骨架中的一个非桥氧原子用硫替代，可抵抗核酸酶的降解，并增强 ASO 与血浆蛋白的结合，延长其半衰期。常用的核糖修饰包括：2′-O-Me、2′-O- 甲氧乙基、2′-O-F 等，可进一步增强核酸药物对核酸酶的抗性，还可增强其对互补核酸链的结合作用。核糖磷酸骨架整体替换：PMO（上市药物 Eteplirsen、Golodirsen、Viltolarsen）、肽核酸等。常用的碱基修饰：假尿苷、2- 硫尿苷，N6- 甲基腺苷，5- 甲基胞苷等。

（三）递送载体

从理论上讲，ASO、siRNA 可以被设计成瞄准和沉默几乎所有的 mRNA。然而，小核酸临床应用的主要挑战在于开发安全有效地将其传递到靶细胞的方法。一个成功的递送系统必须克服大量的细胞外和细胞内屏障。以 siRNA 为例，设计要求可分为三个部分：其一，siRNA 的有效装载和保护；其二，将 siRNA 靶向递送进至特定的器官，并进入特定的细胞；其三，进入细胞后能将 siRNA 有效地释放到细胞质中。siRNA 是一种聚阴离子大分子，由于负电荷排斥细胞膜，不能单独通过细胞膜，需要特殊的载体以促进细胞对其摄取及胞质传递。此外，还需要这些递送系统能绕过 siRNA 所面临的所有障碍，包括减少血清核酸酶的清除、单核吞噬细胞系统的摄取以及肾滤过的清除。

小核酸类领域研究较多的递送系统包括：GalNAc 偶联技术（Givosiran、Lumasiran、Inclisiran 应用）、LNP（Patisiran 应用）、阳离子聚合物、生物大分子、病毒载体、纳米细胞等。关于小核酸类传递系统的研究论文每年都有很多，但有趣的是，只有极少的论文成果进入临床试验阶段。有三种传递系统处于临床试验阶段，即 LNP、GalNAc-siRNA、TRiM（Saw and Song，2020）。其中，稳定核酸脂质纳米粒系统由 Alnylam 开发，也是 Patisiran 的给药载体，处方成分中的可电离脂质通过与核酸药物的静电相互作用实现负载和递送。GalNAc-siRNA 也是由 Alnylam 开发的，siRNA 偶联 GalNAc 三聚体，用于特异性靶向肝细胞，是目前应用最广泛、最成熟的 siRNA 递送系统。TRiM 平台由 Arrowhead 开发，组成结构包括靶向配体、连接子和 siRNA，用于配体介导的组织特异性靶向递送。该平台的独特之处在于能够筛选有效的 siRNA、高亲和力的靶向配体和连接物，从而优化每种候选药物的药代动力学，形成更个性化的 siRNA 传递平台。与脂质类载体相比，核酸偶联物分子量相对较小，因此体内药代动力学性质更佳，而且通过偶联物的设计可以使其靶向特定的器官和细胞，同时引入响应性基团可使偶联物在进入细胞后或从溶酶体逃逸后脱离核酸药物，使其不影响核酸药物与靶基因的互补配对作用。基于已经相对成熟的基础研究，小核酸类基因治疗领域的研究应更多地关注应用研究和临床转化，开发更高效低毒的靶向递送系统，同时关注核酸药物的工业化。

三、基于 mRNA 的非病毒基因治疗当前研究热点和重要科学问题

基于 mRNA 的不稳定性、免疫原性高且易被降解的缺点，mRNA 基因治疗药物的研究热点以及需要解决的重要科学问题主要有以下几点：①对 mRNA 分子进行设计，降低 mRNA 的不稳定性和免疫原性，提高 mRNA 的翻译效率和蛋白质表达水平；②开发安全高效的递送载体，将 mRNA 递送至体内发挥作用；③通过与佐剂配伍或其他治疗药物联用达到更优的治疗效果。

（一）mRNA 的设计

目前，mRNA 的体外转录技术已经十分成熟，最常用的方法是使用 T3、T7 或 SP6 RNA 聚合酶和线性 DNA［线性化质粒 DNA 或通过聚合酶链反应（PCR）制备的合成 DNA］进行 mRNA 合成。成熟的真核 mRNA 含有五个重要的结构元件：5′UTR，开放阅读框，3′UTR，PolyA 尾和 5′帽结构。目前，mRNA 的不稳定性和免疫原性大大限制了其在治疗研究和临床中的应用。为了增强 mRNA 的稳定性和翻译效率以提高蛋白质表达水平，可对 mRNA 的结构元件进行修饰或 / 和掺入修饰核苷酸。

（二）mRNA 递送系统的构建

尽管 mRNA 治疗药物近年来取得了很大的进展，但 mRNA 的体内递送仍然面临挑战。mRNA 是带负电荷的生物活性大分子，在生理环境中极不稳定，本身不具备组织或细胞的靶向能力，并且缺乏穿透细胞膜的能力，难以进入细胞发挥药效。因此，开发安全高效的 mRNA 递送系统是推动 mRNA 治疗药物进入临床应用的关键。目前，应用于 mRNA 治疗药物的递送载体大致有病毒载体和非病毒载体两大体系。其中病毒载体虽然有高效的 mRNA 递送和表达效率，但其存在免疫原性，容易带来并发症；而非病毒载体具有安全和优异的成药性能。因此，非病毒载体是目前关注较多，且应用前景较好的一类 mRNA 递送载体。在非病毒载体中研究较多的则是阳离子脂质（不可电离／可电离）、聚合物、树枝状大分子以及一些新型递送载体等。这些递送载体，是通过静电相互作用以及氢键相互作用，采用薄膜水化法、纳米沉淀法或者微流控装置制备为脂质体、脂质纳米粒等制剂，负载并递送 mRNA。

目前，含有可离子化脂质的 LNP 是应用最多、最广泛的核酸载体，能够有效递送 mRNA，使其在体内高效表达蛋白质。LNP 通常由可电离阳离子脂质、两性离子脂质、胆固醇和脂质 PEG 以精确摩尔比组成。该种脂质纳米粒不仅可以高效负载 mRNA，更能够进行溶酶体逃逸，使 mRNA 到达靶细胞内发挥效果。然而，正电性强的阳离子脂质可能具有一定的毒性。因此，研究者们在可电离阳离子脂质的基础上又对其进行改进，如引入可降解的酯键、酸响应的化学键等，或者将其做成壳－核状的结构，使其不仅有较好的负载效果，也能较好地释放 mRNA。

基于已经相对成熟的基础研究，mRNA 治疗药物的递送载体应更多地关注应用研究和临床转化，开发更高效低毒的靶向递送系统。

（三）佐剂以及联合用药

佐剂对于强效疫苗至关重要，可增强和改变免疫应答，并调节辅助性 T 细胞某些亚群、IgG 亚类或黏膜抗体应答的强度和类型。由于安全性问题，FDA 批准用于人体的佐剂很少，有铝盐、MF59、AS01、AS03、AS04 等。如前所述，mRNA 的核苷酸修饰可以有效提高 mRNA 稳定性，但是同时也会减弱 mRNA 的自佐剂作用。为了恢复先天免疫激活和实现更大的免疫刺激，建议将佐剂和合成的 mRNA 一起纳入 mRNA 疫苗中以达到更好的治疗效果。

近年来，联合治疗成为治疗恶性肿瘤的有效手段，但是只有适当的疗法联合才能产生协同作用。癌症疫苗与 ICBs 或 CAR-T 细胞的联合，显著提高彼此的疗效，引起了广泛关注。ICBs 可以减少 T 细胞的免疫抑制，但仅有少数患者产生应答，获得临床效益。肿瘤疫苗可通过激发肿瘤特异性 CD8$^+$T 细胞应答，逆转缺乏 CD8$^+$T 细胞的患者对 ICBs 的无应答，从而提高 ICBs 效应。虽然临床试验纳入的患者有限，ICBs 与 mRNA 癌症疫苗的协同作用已得到初步验证。科学家也发现，mRNA 疫苗通过模拟 T 细胞初始应答后的二次应答的动态过程，使 CAR-T 细胞扩增至 2 个数量级。联合 mRNA 疫苗和 CAR-T，使超过半数的小鼠肿瘤完全消退。因此，合理的联合用药可以在临床上具有更优的治疗效果。

第三节　非病毒基因治疗未来发展需求、
项目与政策建议

一、基于质粒 DNA 的非病毒基因治疗未来发展需求、项目与政策建议

（一）未来需求

基于质粒 DNA 的基因治疗技术具有较为悠久的研究历史，相应的基因治疗药物产品也在持续开发中。但是，基于质粒 DNA 的基因治疗技术在疾病的临床治疗应用依然有限。同时，目前全球获批的质粒 DNA 类药物的研制和开发成本较高，产品即使获批用于临床治疗，也少有患者能够承担其高额的治疗费用。另外，我国相对于欧美发达国家，质粒 DNA 类基因治疗药物的开发仍然相对落后，处于源头创新、产业化开发和临床申报的研究机构或团队在研发过程中仍然面对一系列技术难点。相关难点主要体现为下述几项关键未来需求。

第一，针对质粒 DNA 类基因治疗药物所需的原辅料和基因递送载体的研发产业化布局。非病毒基因治疗药物和技术的开发关键瓶颈之一是基因的导入技术，即递送载体。现有可用于临床研究的质粒 DNA 基因递送载体和原辅料非常有限，且大部分制备技术和应用相关的知识产权掌握在欧美发达国家手中，具有显著的技术垄断特征。我国在非病毒基因治疗研究领域由于起步较晚，多直接采用国外专利技术与原材料来制备所需的基因治疗导入载体，而源头设计与开发能力仍不成熟，故质粒 DNA 类基因治疗产

品的全技术链研发始终受限于发达国家。因此，开发和发展我国质粒 DNA 类基因治疗药物原辅料和导入载体的研发产业是重要的未来需求。力争基于我国的自主创新，研制一批具有自主知识产权的质粒 DNA 类基因治疗品种所适用的药物原辅料和基因导入载体，从而突破这一关键技术瓶颈。

第二，完善质粒 DNA 类基因治疗药物 GMP 级别规模化制备产业能力。质粒 DNA 类基因治疗药物的两大关键活性组分质粒 DNA 和非病毒基因导入系统均相较于传统药物组分具有更高的生产难度。其中，质粒 DNA 需要借助大肠杆菌发酵工艺和各级纯化工艺进行制备。在需保持质粒 DNA 作为大分子的生物活性的同时需确保纯化除杂质的质控标准满足人体使用。另外，非病毒基因载体一般具有纳米球形结构，其制备过程涵盖化学合成、纳米制剂和纯化等多个层面。因此，质粒 DNA 类基因治疗药物的制备对整体工艺要求较高，用于后续临床申报和使用的质粒 DNA 类基因治疗制剂的规模化生产制备和质控更是难点。我国现有大部分研究机构仅具备小试至中试规模的制备能力，尚不具备 GMP 级别生产控制能力。同时，由于制剂和辅料多样，缺乏能够进行统一化和通用化质量控制的技术水平。因此，培养和提升质粒 DNA 类基因治疗药物 GMP 级别规模化制备产业能力是另一未来重要需求。需要依托我国制药行业的龙头企业，广泛采用符合国际和我国标准的生产工艺和质检工艺，建立能够服务于我国质粒 DNA 类基因治疗药物研发机构和不同品种的通用性规模化生产平台，从而极大促进我国质粒 DNA 类基因治疗药物从临床前到临床阶段的开发。

（二）重点项目建议

科技项目是近年来促进我国科技实力发展的重要推动力量。

相较于资本市场对研发末端成品、成熟技术和已进入临床研发阶段成果的青睐，纵向科研项目更注重资助基础技术的探索和早期成果的成长，因此将在推动我国质粒DNA类基因治疗基本治疗技术、原辅料和导入载体的源头创新以及适应证治疗策略探索方面发挥重要作用。

在此基础上，建议围绕下述关键技术的研发设立重点科研项目予以长期支持：①支持基因载体与原辅料的自主研发。鼓励国内科研机构和制药企业在现有基础上借鉴国外经验，研制具有我国自主知识产权的非病毒基因载体和原辅料化合物，筛选和验证一系列具有较高生物相容性、体内安全性和质粒DNA递送效率的非病毒基因载体。开发和合成一系列天然或非天然的磷脂、聚合物以及多肽等纳米基因载体关键组分。②支持基于质粒DNA类基因治疗策略在重大疾病治疗中的探索。鼓励针对恶性肿瘤、心血管疾病、代谢性疾病以及感染类疾病等关系民生的重大疾病开发质粒DNA类基因治疗策略，探索相应基因治疗靶点与分子机制，开发针对性的靶向基因递送技术，从而拓宽质粒DNA类基因治疗的研究应用范围，为后续筛选具有高成药性的候选品种建立基础。③支持基于质粒DNA类基因治疗策略开发新一代基因治疗手段和技术。在现有的"基因补充"策略之外，质粒DNA的基因治疗还可以借助新兴基因工程技术，扮演包括"基因编辑""基因沉默"等治疗角色。因此，建议鼓励基于质粒DNA形式的CRISPR/Cas9等基因编辑技术用于恶性肿瘤以及遗传性疾病的治疗策略研究，以进一步拓宽质粒DNA类基因治疗技术的应用范围，提高其应用潜力和生命力，积极储备相关技术，为增强基因治疗领域的竞争力建立基础。

（三）政策建议

当前，我国基于质粒 DNA 的基因治疗技术的发展主要受到原材料和技术源头创新不足、可用于临床的成熟品种较少两个方面的限制。因此，基于前述的未来重大需求，除获得各级纵向科研项目的经费支撑之外，还需获得政策层面的支持，为我国基于质粒 DNA 的基因治疗产品的开发以及在临床的广泛应用研究建立"快速通道"。例如，建议从鼓励科技创新等政策角度，鼓励高等院校和科研机构广泛开展适用于质粒 DNA 基因治疗的基因导入技术和载体的原创研发工作；鼓励开发具有自主知识产权的原创性基因载体原辅料；建议从临床研究管理和药品注册等政策角度，采用灵活的审批备案机制，鼓励更多基于质粒 DNA 的基因治疗药物品种申请进入临床试验，鼓励将基于质粒 DNA 的基因治疗药物品种应用于多种常见重大疾病的临床治疗研究中，鼓励具有国际领先水平和创新技术的质粒 DNA 基因治疗药物品种尽快进入各阶段临床试验，从而早日获批上市。同时需要指出的是，上述针对性政策的制定和实施需要包括教育、科技、药监、市场监管和卫生等在内的多部门的统筹规划、协调推进，方能最大化地激发基层科研人员的动力和创造力，从而推动我国基于质粒 DNA 基因治疗技术领域的持续良性发展。

二、基于质粒 RNA 的非病毒基因治疗未来发展需求、项目与政策建议

（一）未来需求

ASO、siRNA、miRNA、saRNA 和 mRNA 这 5 类基因药物，可以从基因层面干预疾病的发生发展过程，对于包括肿瘤、感染

性疾病、慢性病、单基因遗传病等多种疾病的预防和治疗，都具有广阔的应用前景。未来将有更多的药物陆续上市，以满足广大临床患者对新的治疗药物的需求。

上述 5 类基因药物研究的关键技术在于：活性基因序列和适宜制剂的合理设计，这将直接影响候选药物的安全性、有效性和质量可控性。这些合理设计的核心还是在于：基于非病毒载体的基因治疗领域的重要科学问题的逐一突破。目前，合理的活性基因序列设计，需建立在对疾病的发生发展及相关机制深入理解的基础之上，同时还要依靠分子生物学的最新进展和生物技术的进步，尽可能避免脱靶、具有适宜的免疫原性（主要涉及 mRNA 药物），保证安全有效。现有的制剂设计方面尚需进一步加强，包括：提高基因药物向靶部位、靶细胞的高效递送，简化制剂成型工艺，提升智能制造和过程控制水平，改善贮存稳定性，确保药品质量可控。

（二）重点项目建议

我国在基因治疗领域布局相对较早，在基因合成、常规的制剂和制药装备方面，与发达国家差距相对较小；但在关键的基因序列设计、制剂辅料、智能制造的制药设备方面，缺乏自主知识产权，尚处于跟跑状态。目前，ASO、siRNA、miRNA 和 saRNA 主要通过化学合成法制备，mRNA 则是通过体外转录酶法制备，生产成本都相对较高，开展相关研究对科研经费耗费也较大。在高校、科研院所从事基础和应用基础研究的科研工作者，因受科研经费所限，较难开展针对这几类基因药物的系统深入研究；以企业为主的研究，则主要侧重于后端的产业化阶段，对于基因治疗药物研发领域的基础科学问题投入相对较少。鉴于此，建议我国启动和重视针对小核酸药物和 mRNA 药物的重点项目立项，针对该领域研发成本较高的特点，加大科研经费的投入，增强科研工作者的创造力，集中力量、逐一解决该领域的关键科学问题和突破核心技术瓶颈，开发一批具有核心竞争力的专利技术，加速脱离在基因治疗领域跟跑的被动局面，促使我国形成领跑全球基因治疗的积极态势。

（三）政策建议

我国在 RNA 治疗领域的科研论文与进入临床转化阶段的基因治疗药物比例严重失衡，mRNA 药物研发队伍严重不足，亟待适宜的政策引导，促进我国的 RNA 治疗药物研发进入科研论文推动临床转化的良性循环状态，同时引导更多的科研工作者投身于新兴的 mRNA 药物研发领域。首先，基于 RNA 治疗药物研发的难度相对较高，建议制定一些保护性政策，鼓励持有核心技术的高校、科研院所的一线科研工作者，创办企业或享有技术股份，全身心投入推进相关技术的产业化，有助于 RNA 药物产业化的核心技术突破，加速临床试验乃至药物的上市进程。其次，在科研纵向课题设置方面，建议设立更多的 RNA 尤其是 mRNA 的基础研究及转化项目，通过政府科研经费的引导，促进科研工作者和制药企业在 RNA 药物研发的深度合作，强化政、产、学、研的有机整合，切实解决 RNA 药物研发领域的关键科学问题，助力突破核心技术瓶颈，包括：RNA 核心序列和非病毒递送载体的设计理论依据、高效的设计策略，产业化过程中涉及的智能制造和过程控制等，加速攻克 RNA 药物研发领域相关的"卡脖子"技术难关，最终推动我国的基因治疗水平赶超发达国家。

第七章

基 因 编 辑

第一节　基因编辑领域的发展历史与现状

　　遗传信息的存储、读取和执行是基本的生命活动之一。在高等生物中，遗传信息的存储载体是脱氧核糖核酸，由数量庞大的单体脱氧核糖核酸分子组成的聚合物，而单体脱氧核糖核酸分子是由脱氧核糖、磷酸和碱基组成的复合物，其中，常见的碱基有四种：鸟嘌呤、腺嘌呤、胞嘧啶和胸腺嘧啶。基因是遗传信息传递的基本单位，是一段特定碱基排列组合形成的功能性核糖核酸序列，决定着生命的各种性状。

　　基因的突变是生命进化的原动力之一，也是诸多人类疾病的基本驱动因素。大量的遗传学、基因组学研究表明，多数疾病的发生都与基因相关。其中，比较显然的是遗传性疾病和肿瘤。目前已经发现的遗传性疾病超过 7000 种，其中相当一部分遗传性疾病，比如较为常见的苯丙酮尿症、肝豆状核变性、血友病等，是

135

单基因遗传病，也即单个基因的突变导致的遗传病。基因突变也是肿瘤发生的基本因素，大量抑癌基因的功能失活性突变以及癌基因的功能获得性突变已经得到确认。此外，许多常见病，包括高脂血症、高血压、糖尿病等，都能找到基因突变 / 变异的证据。理论上讲，从基因组水平纠正这些致病突变能够恢复疾病相关的表型，达到治愈的效果。

近年来，基因编辑技术的发展为此领域带来新的机遇，使基因组水平的治疗方案变得可行。基因编辑技术是指利用人工核酸酶对细胞和个体中特定的基因序列进行插入、替换或删除等编辑修饰，是最近几年生命科学领域最具革命性的突破，在基础研究和临床应用方面展现出广阔的前景。基因编辑技术的核心是人工核酸酶，广义上讲，只要具备特异性结合并切割核酸序列且其结合序列可被人工改造的核酸酶均可用于基因编辑。目前比较成功的人工核酸酶主要有归巢核酸内切酶、ZFN、TALEN 以及 CRISPR 核酸酶。其中，CRISPR 核酸酶，尤其是 Cas9 核酸酶，以其载体构建便捷、切割效率高、靶向位点丰富等优点，应用最为广泛，因此发展最为迅速。晚近，CRISPR/Cas9 工具酶的发展以及源于 CRISPR/Cas9 的衍生工具的开发，大大加速了生命科学多个领域的研究进程，为生物医药领域带来前所未有的视角，已经开始展现临床应用的巨大潜力。

一、人工核酸酶的研究历史与现状

人工核酸酶是基因编辑技术的核心和灵魂，所有基因编辑工具均离不开可以自由编程的核酸酶。按照 DNA 识别方式的差异，人工核酸酶可大致分为两类：一类利用蛋白质与 DNA 间的序列特异性相互作用，另一类利用 RNA 与 DNA 间的序列配对相互作用。其中，前一类包含归巢核酸内切酶、ZFN 以及 TALEN。后一类主要是 CRISPR 系统。

　　归巢核酸内切酶，又称大片段核酸内切酶，具有较大识别位点（12 至 40 个碱基对的双链 DNA 序列）。归巢核酸内切酶存在于许多生物中：古菌、细菌、噬菌体、真菌和一些植物。已经鉴定出数百种归巢核酸内切酶，大致可分为两个主要的酶家族：内含子核酸内切酶和内含肽核酸内切酶。归巢核酸内切酶的出现及其发展为基因编辑打开了一扇大门，使得进行基因组水平的删除、插入和碱基置换等操作成为可能。然而，归巢核酸内切酶的核酸结合结构域的改造没有特定的规律，难以根据特定位点的序列特征进行订制，目前获得针对特定序列的归巢核酸内切酶还只能通过随机筛选的方式，极大地增加了工作成本，限制其应用。

　　ZFN 最早出现在 20 世纪 90 年代，是由多个串联的锌指蛋白结构域与 *Fok* I 核酸内切酶结构域融合而成。其中，锌指结构域负责对 DNA 的识别和结合。单个锌指结构域可特异性识别三联体核苷酸序列，因此一个含有 64 个以上的、特异性识别每种核苷酸序列组合的锌指结构域的文库理论上可以满足基因组所有的 DNA 序列。*Fok* I 核酸内切酶的内切活性依赖于内切酶结构域形成同源二聚体，利用这一特性，设计两条 ZFN，分别识别正义链和反义链，使 *Fok* I 核酸内切酶结构域在空间上接近形成二聚体；切割锌指识别位点之间的 DNA 序列，形成 DNA 双链断裂。为了避免 *Fok* I 核酸内切酶结构域自发形成二聚体从而导致非特异的 DNA 切割，有人对 *Fok* I 二聚体形成的关键氨基酸做了改进，获得了新的 *Fok* I 变本，只能形成异源二聚体，在一定程度上降低了非特异的切割。ZFN 的开发以及识别各个三联体核苷酸序列的锌指结构域的建立，大大提高了根据特定序列来进行人工核酸酶订制的可行性，理论上可以做到对任何基因序列的编辑；然而，由于早期特定序列的锌指结构域主要由商业化公司开发，受到专利保护，订制 ZFN 的成本极高，因此没有得到大规模的应用。

TALEN 与 ZFN 的设计原理类似，由两条核酸酶组成一对，每一条核酸酶由特异性 DNA 结合结构域和 *Fok* I 切割结构域组成。其 DNA 结合结构域也是由多个串联的模块组成，但与 ZFN 的区别在于，每一个 TALEN 的 DNA 结合模块只负责识别 1 个特定碱基。由于 TALEN 模块与碱基有简单的一一对应关系，在设计上 TALEN 相较 ZFN 更容易，因此 TALEN 的应用也更加广泛。

CRISPR/Cas9 系统与以上编辑工具在 DNA 识别机制上有本质的不同，它主要是依靠 RNA 与 DNA 的配对原则进行位点的识别。该系统主要根据细菌或是古菌中对外源入侵分子的防御系统改造而成。目前，经过优化后的 Cas9 系统主要包含与目的 DNA 片段匹配的一个短 RNA 分子（sgRNA）以及具有核酸酶功能的 Cas9 蛋白。sgRNA 与 Cas9 蛋白结合后通过碱基配对的原则，将 Cas9 带到完全匹配的靶点序列，通过 Cas9 的核酸酶活性将核酸切断、编辑。相较于 ZFN 和 TALEN，CRISPR/Cas9 系统只需要改变 sgRNA 中 20 nt 左右的核苷酸序列就可以靶向目的位点，更为简单高效、易于编程、价格低廉。CRISPR 技术一经出现，迅速成为全世界生物医学领域的焦点，对生命科学有巨大推动作用，因此该技术多次被 *Science* 杂志评为十大科学进展之一；2020 年诺贝尔化学奖颁发给 CRISPR/Cas9 的两位主要奠基者。鉴于 CRISPR/Cas9 的强大功能和广泛的应用前景，以下部分讨论的基因编辑工具主要基于 CRISPR/Cas9。

二、碱基编辑工具

尽管新一代基因编辑技术 CRISPR/Cas9 拥有很多优点，但在纠正碱基突变时其效率往往很低。由于 Cas9 引发的双链断裂存在众多不确定性，又加上基于供体模板的同源末端重组仅仅发生在分裂活跃的细胞中，而非同源末端连接在整个细胞周期中都可以发生，因此，传统 CRISPR/Cas9 在单碱基转换上进行基因编辑存在一定弊端。

2016 年哈佛大学 David Liu 研究组首次提出了基于 Cas9 的单碱基编辑工具，迅速成为基因编辑技术领域的一颗璀璨"明星"。所谓单碱基编辑，即在基因组上实现精确的单个碱基的转换。单碱基编辑工具是使用一个催化失活的 Cas9，不对 DNA 造成双链断裂，然后在失活的 Cas9 上偶联一个能够对单链 DNA 中的胞嘧啶进行脱氨的胞嘧啶脱氨酶，形成一个融合蛋白，在靶位点上对胞嘧啶进行脱氨，进而经内源性 DNA 修复和 DNA 复制转换为胸腺嘧啶。这种全新的方式在基因组上进行单个碱基的精确转换，并且具有极高的效率，最高能够超过 90%。不同于 CRISPR/Cas9 介导的同源重组，这项新技术高效、准确且适用范围广，是基因组编辑领域的重大变革之一，使基因组编辑向更加精确的方向发展。

碱基编辑工具的研究依据融合的脱氨酶不同分为胞嘧啶碱基编辑器（CBE）和腺嘌呤碱基编辑器（ABE）。这两种碱基编辑器分别将胞嘧啶脱氨酶或经过改造的腺嘌呤脱氨酶与 dCas9 或 nCas9 融合（Rees and Liu，2018）。

三、引导编辑

精准高效地对基因组进行修饰是生命科学领域研究的重要目标，近年来，基于CRISPR/Cas9的基因组编辑技术取得了飞速发展，目前的碱基编辑工具CBE和ABE能够精确地在靶位点进行单碱基编辑，并已经成功应用于体内治疗，但当前的碱基编辑技术仍然存在局限性：①无法实现碱基的自由颠换，由于点突变造成的人类遗传病中有相当一部分是碱基颠换造成的，但是目前碱基编辑无法纠正此类疾病。②当多个目标核苷酸存在于碱基编辑活性窗口内时，碱基编辑会同时编辑多个碱基，这样可能会造成氨基酸突变或提前引入终止密码子而影响蛋白质表达。③由DSB引起的同源定向修复已被广泛用于精确的DNA编辑，但是依赖于外源供体DNA修复模板，通常效率很低。这些局限限制了其在基础研究和临床中的应用，并在医学上构成安全隐患。

针对这些局限性，2019年哈佛大学David Liu研究组基于碱基编辑研发了一种新的基因编辑技术prime editing，该技术可以在靶位点实现精确的12种可能类型的点突变，以及小片段插入和缺失，而无须DSB或供体DNA模板（Anzalone et al，2019），prime editing是CRISPR/Cas9发展历程中的新的里程碑，在纠正绝大多数致病等位基因的研究中具有极大的潜力。

新型prime editing系统主要由两部分组成，一部分是与逆转录酶融合表达的spCas9切口酶（H840A），另一部分是工程化的prime editing guide RNA（pegRNA），pegRNA是在常规sgRNA的3'端添加了引物结合序列（PBS）和逆转录（RT）模板。Cas9 H840A切割含PAM的DNA链，pegRNA 3'端的PBS可以与切割断点前的互补序列识别配对，然后逆转录酶以pegRNA上人工设计的逆转录模板序列为模板进行逆转录，将目标序列直接聚合到切口的 DNA 链上，通过 DNA 复制和 DNA 修复最终将新的序列写入靶位点。

Prime editing 系统提供了多种选择的可能性，包括 pegRNA 诱导切口的位置、sgRNA 诱导非编辑链切口的位置、pegRNA 中的 RT 和 PBS 的长度，通常有效的 PBS 长度范围为 8～15 nt，而 RT 模板的长度通常最佳为 10～20 nt，有效的较大片段的插入和缺失（＞10 nt）一般要求较长的 RT 模板。

Prime editing 的灵活性与其他具有限制性的经典编辑方法形成了鲜明的对比，该系统允许通过改变参数来提高编辑效率、纯度等。此外还可以将 prime editing 与其他体外、体内递送策略相结合，对遗传性疾病的研究与治疗意义重大。总的来说，prime editing 可以实现 12 种碱基替换、小片段碱基插入和缺失等不同编辑方式，无疑将在基础和临床研究领域获得广泛的应用。

四、基因编辑技术的产业化现状

在 CRISPR 领域的发展历程中，涌现出一批成绩卓著的科学家，这些科学家的工作系统地揭示了 CRISPR/Cas9 系统作为细菌免疫系统的作用机制，进一步将其改造为可进行各种基因编辑的应用工具。部分科学家还敏锐地捕捉到 Cas9 潜在的应用前景，大力拓展 Cas9 在生物医药以及农业育种等方面的商业应用。

Editas Medicine 是基于 CRISPR 基因编辑技术的首家初创公司，致力于将基因编辑技术应用到人类治疗中，主要关注遗传性眼病等罕见遗传病的基因治疗。自创立以来，Editas Medicine 收到风投资本的极大追捧。该公司还通过与其他公司合作，拓展研发管线，开展 CAR-T、TCR-T 和基因编辑造血干细胞等产品的研发。目前，Editas Medicine 已建成一个多样化的管线，包括针对眼睛疾病、肌肉疾病、血液疾病、肺病、肝病和癌症的产品。

Intellia Therapeutics 公司在体内基因治疗领域重点针对的适应证是甲状腺素转运蛋白淀粉样变性和遗传性血管性水肿等遗传病；体外基因治疗产品主要关注镰状细胞贫血、急性髓系白血病以及实体瘤等。该公司还通过与其他公司合作，拓展 CRISPR/Cas9 技术在 CAR-T 和造血干细胞中的应用。

其后，基于 Cas9 基因编辑技术的生物科技公司如雨后春笋，遍地发芽。其中，影响力比较大的有 Beam Therapeutics、Sherlock Biosciences 等。Beam Therapeutics 主要利用新一代的碱基编辑技术，广泛开展基因矫正、基因修饰、基因活化、基因沉默和多基因编码等策略的治疗方案，最初 Beam Therapeutics 建立了自体和异体 CAR-T 候选物的研发管线，专注于血液恶性肿瘤的治疗；之后扩展研发管线，开始研发新的基因治疗产品，涉及疾病领域包括血液罕见病、肝脏代谢疾病以及中枢神经系统疾病。Sherlock Biosciences 公司则利用 CRISPR 系统的核酸特异性检测平台 SHERLOCK，专注于病原微生物等的体外诊断。该平台能同时对多个核苷酸进行检测，还配置了一种纸制的双侧流条，以此直接读取结果，而不需要其他任何设备，类似妊娠检测。

总之，基因编辑技术已经成功应用于遗传病、肿瘤性疾病的基因、细胞治疗以及体外诊断等多个方面的研究，其中，部分 T 细胞、视网膜等组织的定向编辑治疗方案已经进入临床研究，可以说方兴未艾。相信随着更多创新性的基因编辑工具的开发和日益成熟，基因编辑技术必将再次在基因治疗领域掀起新的高潮。

第二节 基因编辑的研究热点和重要科学问题

近年来，基因编辑技术进展非常迅速，很快在生命医学的各个领域展开应用，新型基因编辑工具的开发更是为基础医学和临床转化研究带来革命性的进展，相信未来更多的学科交叉融合将进一步拓展基因编辑工具的应用范围。然而，必须清醒认识到，现有基因编辑工具还存在诸多不足和缺陷，尤其是随着应用研究的深入，越来越多的问题逐渐暴露，基因编辑技术，尤其在基础研究层面依然需要更加深入和全面的研究。

一、传统基因编辑

作为基因编辑技术的核心和灵魂，目前开发的 CRISPR/Cas9 系统还有一些不足之处。其中，最突出的有两点：识别位点的 PAM 限制以及脱靶编辑。

（一）PAM 限制性

Cas9 系统识别靶位点需要两个关键因素：靶位点具备能够被 Cas9 的 PI 结构域识别的 PAM 序列以及与 PAM 紧邻的能够和 sgRNA spacer 序列互补配对的序列。最初鉴定到的 Cas9 是来源于金黄色葡萄球菌的 spCas9，其识别的 PAM 主要为 NGG（其中，N 为任意碱基）；PAM 序列限制了 Cas9 的识别范围，只能在具有 NGG 的靶点。这种 PAM 限制性极大地限定了 Cas9 的应用范围，目前，拓展 Cas9 系统的 PAM 识别主要有两种途径。首先，可以通过开发更多的、自然界广泛存在的其他 Cas9 系统。据推测，超过 40% 的细菌具有 CRISPR/Cas9 系统；据不完全统计，目前已鉴定到在哺乳动物细胞有活性的 Cas9 已经超过 10 种。这些不同微生物来源的 Cas9 的 PAM 识别序列与 spCas9 近似，但有所区分，且多数情况下，这些 Cas9 与 spCas9 有着接近的活性，因此新的 Cas9 鉴定拓展了 Cas9 系统的编辑范围。其次，还可以通过人工改造或者进化现有 Cas9 的 PI 结构域，使其获得识别新 PAM 的能力或者拓展其识别范围。目前研究比较深入的是对 spCas9 的改造，经过大量的生物信息学分析、结构生物学预测以及突变筛选，已经获得了一系列具有拓展的或者变异的 PAM 识别能力的 Cas9。这些人工进化的变本极大地开拓了 Cas9 的应用范围。

（二）Cas9 特异性

如前所述，Cas9 有时会识别、切割与它不完全匹配的序列，导致非预期的 DNA 双链断裂和脱靶编辑。此类脱靶效应可以通过优化 sgRNA 的设计或者改进 Cas9 的特异性来降低。首先，在 sgRNA 的设计方面，通过生物信息学分析，设计优化 sgRNA 的 spacer 序列可以有效降低脱靶效应。目前的证据表明，决定 sgRNA 与目的靶点结合的主要区域是邻近 PAM 序列的 5～10 个碱基，这一区域对于 sgRNA 与目的靶点的识别以及 DNA 双链的解螺旋至关重要。其次，在靠近 sgRNA 5' 端存在一个 5 个碱基左右的区域，对 sgRNA 与目的位点的结合也具有一定作用。因此，在设计 sgRNA 位点时，应尽量避免基因组中高度近似的序列，尤其是与上述重要区域同源的序列。另外，有证据表明，减少 sgRNA 间隔序列的长度也可在一定程度上降低脱靶效应。对于 spCas9 来讲，常用的 spacer 长度为 20 个碱基，降低 spacer 长度到 16～17 个碱基，不显著或基本不影响 sgRNA 的活性，但显著降低多数脱靶位点的编辑。另外，通过减少 Cas9 与 DNA 的非特异相互作用，也可以降低脱靶效应。作为 DNA 结合蛋白，Cas9 富含精氨酸和赖氨酸等碱性氨基酸，对 DNA 的非特异亲和力较大，可以通过突变对特异性识别基本无贡献区域的碱性氨基酸来降低 Cas9 与 DNA 的非特异相互作用。

二、碱基编辑

碱基编辑工具由 Cas9 和融合在其 N 端的脱氨酶组成。最初的融合方式是通过一段长度为 16～32 个氨基酸的柔性链进行直接连接，使编辑范围，也称编辑窗口，相对固定。此外，脱氨碱基最终还是需要依赖内源性 DNA 损伤修复或者 DNA 复制的机制进行转换，有一定不确定性。再者，脱氨酶，尤其是胞嘧啶脱氨酶，本身对 DNA 有一定亲和力，难以避免存在一些脱靶效应。这些潜在的不足之处是碱基编辑工具研究领域的重点方向。

（一）编辑窗口的研究

当前碱基编辑技术，CBE 系统能够做到将基因组上的 C 突变为 T，ABE 系统可以使 A 突变为 G。但基因组的改写并不是随心所欲的，极大受限于编辑窗口。编辑窗口就是指目标靶点能够实现碱基编辑的范围，2016 年单碱基编辑技术诞生时首次提出了此概念。因碱基编辑系统中三组分在发挥碱基编辑作用时形成复合物结构的特殊性，目标 DNA 双链中的非靶链（含 PAM 链）上仅有部分碱基暴露于 Cas9/sgRNA 复合物之外可供脱氨酶作用，这暴露的部分碱基在 DNA 中的位置称为"窗口"。自 2016 年 David

Liu 研究组提出碱基编辑技术以来，编辑窗口的局限性就一直困扰科研工作者，因为很难幸运地找到想要纠正的靶点刚好在碱基编辑窗口内的编辑系统，如此而来其广泛应用就略显艰难。

完善碱基编辑窗口的研究工作主要集中在两大块：一是扩宽编辑窗口；二是缩小或者个性化编辑窗口。基于不同需求选择不同编辑窗口的工具，比如进行基因功能筛选、编辑调控元件、大规模饱和突变、提前引入终止密码子或进行可变剪接等，就需要更广泛的编辑窗口的工具。如果是用于纠正单点突变来治疗疾病，降低治疗风险，更窄、更精确的编辑窗口的工具就尤为可贵。无论是扩大还是缩小碱基编辑窗口，现在都取得了较大的进展。

（二）编辑纯度的研究

在对碱基编辑的研究过程中，人们发现尤其是胞嘧啶碱基编辑，会出现 C 到非 T 的编辑——C 到 G 或者 C 到 A，也即碱基编辑的纯度问题。该现象主要是碱基编辑后的 DNA 损伤修复产生的结果。为对抗 DNA 损伤，细胞进化出复杂而精细调控的机制去修复不同类型的 DNA 损伤。目前数百个与 DNA 损伤修复相关的基因已被确定，它们主要参与了 5 个不同的，但功能上又相互关联的途径：碱基切除修复，核苷酸切除修复，错配修复，非同源末端连接和同源重组。除了以上几种主要的修复方式外，还有一种 DNA 跨损伤修复途径，该途径可直接跨过 DNA 损伤进行 DNA 合成，从而使 DNA 复制得以继续。其包括两种复制后修复机制：一种是无错误机制，是以姐妹染色单体为模板进行合成，再以该链为模板对损伤部位进行修复；二是一种容易出错的机制，它是利用专门的跨损伤合成 DNA 聚合酶直接在损伤处合成 DNA。

根据上文的介绍，我们知道对于碱基编辑的纯度问题，目前有两个方向可以努力：降低 CBE 的编辑纯度；增加 C 到 G 编辑的特异性和广泛性。C 到 G 的编辑的出现与脱氨酶的脱氨能力有一定关系，似乎是越容易暴露的位点，其越容易出现 C 到 G 的编辑，以此为参考，我们可以考虑设计一种将脱氨酶插入 Cas9 内部的碱基编辑器，通过改变脱氨酶的作用窗口改变 C 到 G 的编辑位点以及其编辑效率。此外，我们还可以探索小分子抑制剂是否可以对碱基编辑的效率和纯度产生一定的影响。通过建立报告系统来高通量地筛选可以对碱基编辑的效率产生一定影响的小分子，并试图发现可以增加或者降低碱基编辑纯度的小分子抑制剂，该途径相对于编辑工具的改造更为方便快捷。

（三）脱靶效应的研究

在基因编辑领域，"脱靶效应"是指非目标基因组序列的改变。如果把基因编辑技术比作子弹，那么通俗来讲"脱靶效应"就是子弹打在了别的靶子上。CRISPR-Cas 系统最初起源于细菌的敌我免疫识别系统，其对于目标序列的识别和切割并不是很精确，基因组上存在与目标序列高度相似的序列，该系统也可识别切割此类序列造成非预期的基因突变。故 CRISPR 基因编辑技术自诞生之初，其存在的脱靶效应就困扰着科学家们。在治愈人类罕见病、遗传病方面，基因编辑技术被寄予厚望，但至今，科学家仍难以解决脱靶效应这个难题，这也成为制约该技术成功应用于临床的一大瓶颈。在更安全有效的基因编辑工具出现之前，精准的脱靶检测技术或将成为基因编辑技术临床转化的关键。因此，脱靶检测方法的开发成为基因编辑领域的一个研究热点。

基因编辑技术进入临床应用的大门，一把关键的"钥匙"是脱靶效应较低甚至完全消除。如何降低脱靶效应并开发出安全的编辑技术无疑也是另一大研究热点。目前脱靶效应主要有三类：sgRNA 序列依赖性的脱靶；全基因组范围内的脱靶；转录组水平上的脱靶。想要降低脱靶效应，得先认识到产生脱靶效应的原因，目前普遍认为产生脱靶效应的原因主要有：Cas9 核酸酶自身的非特异性，不能完全区分靶位点与非靶位点；sgRNA 的容错性，其能与除了靶序列外高度相似的其他序列匹配；脱氨酶与 Cas9 融合蛋白的高浓度及长时间持续表达；脱氨酶的自身作用。

三、开发基于 CRISPR/Cas9 的其他衍生编辑工具

由于 CRISPR/Cas9 的精确性和灵活性，它正在成为一种用途广泛的工具，其应用将超越基因组编辑的研究范围。催化失活的 Cas9 目前已经被研究作为一种"运输工具"。当 Cas9 的核酸酶剪切活性结构域突变失活后，dCas9 仍然可以在 sgRNA 的引导下与特定的 DNA 序列结合。基于 dCas9 的这些应用可以研究和操纵表观基因，并且能够实现空间和时间动态控制基因激活或抑制表达。

染色质是一个复杂的结构，指间期细胞核内由 DNA、组蛋白、非组蛋白及少量 RNA 组成的线性复合结构，是间期细胞遗传物质存在的形式。染色质结构调节基因组功能，然而，研究染色质与蛋白质相互作用的方法不足，限制了这种调节的分子基础。为了鉴定与特定基因组基因座相互作用的蛋白质，研究者们使用针对 dCas9-tag 融合蛋白的抗体免疫沉淀染色质，该抗体与靶向所需 DNA 序列的 sgRNA 共表达。这种方法被称为工程化 DNA 结合分子介导的染色质免疫沉淀，进行质谱分析后以鉴定基因座相关蛋白。

染色质结构在 3D 核空间中的组织在调节谱系特异性基因表达中起着至关重要的作用。荧光原位杂交方法在确定特定基因位点

的精确核定位方面一直是基础。但是此项工具由于技术原因无法用于活细胞成像。目前，主要利用 dCas9 将荧光蛋白靶向募集到重复基因组区域，例如用于着丝粒和端粒的活细胞成像。

四、基因编辑在人类疾病治疗中的应用

除了基因编辑器的开发与优化外，基因编辑研究开始迈向人类疾病的治疗。基因编辑治疗疾病的理念同传统医学理念相通，也需要"对症下药"，即针对导致疾病的基因突变类型来定制基因纠正的方案，从根本上治愈疾病。目前基因编辑治疗主要针对的是单基因遗传病，即一对等位基因的突变导致的疾病。目前已被用于单基因遗传病治疗研究的基因编辑工具主要有两种，CRISPR/Cas9 以及依赖 CRISPR/Cas9 系统定位功能的碱基编辑器。

（一）CRISPR/Cas9 在人类疾病治疗中的应用

CRISPR/Cas9 基因编辑技术作用原理十分简单，首先通过人工设计的 sgRNA 来识别目的基因组序列，引导 Cas9 核酸酶在该位点进行有效切割，形成双链断裂；接着 DNA 修复通路被激活，细胞对该种 DNA 损伤会有两种修复方式，一是同源重组，另一是非同源末端连接，损伤后修复会导致基因敲除或敲入等，最终达到对基因组 DNA 进行修饰的目的。

（二）碱基编辑器在人类疾病治疗中的应用

不同于 CRISPR/Cas9，碱基编辑在纠正单个碱基的突变时不需要 DNA 双链断裂，也不需要外源供体。由于点突变是已知病原体遗传变异的最大类别，因此碱基编辑的主要应用是研究或治疗与疾病相关的点突变（Rees and Liu，2018）。目前已被应用到人类

遗传疾病的研究中，包括遗传病的建模、治疗等。

（三）基因编辑的体内导入方式

基因导入研究取得了一定的成功，目前可以用于临床试验的导入方式主要是各类病毒，也涉及一些生物材料等。

1. 病毒载体

目前基因编辑体内导入主要是以各类病毒为载体作为基因导入系统，包括腺病毒载体、腺相关病毒载体、慢病毒载体、逆转录病毒载体等。逆转录病毒能够将外源基因整合到宿主基因组中，大多只活跃于分裂细胞；腺病毒不能将外源基因整合到宿主基因组中，通常在细胞分裂过程中不复制；慢病毒可同时感染分裂期细胞和非分裂期细胞、容纳外源性基因片段大并长期表达；腺相关病毒可将外源基因整合到基因组中，并能够高效率持久性感染分裂细胞和非分裂细胞。目前用于 Cas9 递送的最常见的病毒载体是 AAV。已经证明，每个 AAV 血清型都显示出对特定细胞类型的优先传递效率，这使得研究人员可以根据每个 AAV 血清型的特点选择最佳的血清型，以达到对特定细胞类型的高效传递。AAV 包载外源基因的大小约在 4.7 kb，而常用 Cas9 大小约 4.3 kb，加上启动子、UTR、PolyA 等调控元件，利用 AAV 包载 Cas9 有一定局限性。

2. 非病毒载体

病毒载体存在包载量有限、致癌、免疫原性、靶向不精准、脱靶、工业化生产困难等缺点，致使对非病毒载体的研究显得越来越重要。非病毒载体要将生物大分子，如 Cas9 蛋白和 mRNA，递送到体内的靶器官、组织、细胞，载体本身就必须具有血清稳定性或靶向能力，同时保护生物大分子免受体内生物酶的降解，使Cas9蛋白和mRNA在递送到靶位置时保持一定的稳定性和活性。因此在非病毒载体的材料选择上，大多选择具有优良的生物组织相容性、低毒或无毒、高稳定性的材料，主要有脂质体、聚合物（聚乙烯亚胺等）；大分子的递送大多采用上述载体材料形成的纳米粒、微球、囊泡、胶束等包裹生物大分子，使生物大分子能够避免细胞内外各种复杂环境的影响，在到达靶位置时能够保持一定的稳定性和活性。当然，非病毒载体也存在缺陷，目前存在的主要问题是转染效率低、靶向性差，因此，对非病毒载体的靶向性改造是主要研究方向。

第三节　基因编辑技术的未来需求与重点项目、政策建议

一、基因编辑技术未来需求

基因编辑技术自问世以来，为农业、医学和生物医药等多个领域带来了重要突破；尤其在医药领域，目前基因编辑技术已经成功应用于细胞与基因研究，进行靶点发现与鉴定；应用于基因治疗，进行肿瘤和遗传相关疾病的治疗。鉴于基因编辑技术的强大功能以及具备进一步拓展的潜在空间，未来该技术在生物医药领域的应用将有望大大拓展。

（一）技术层面

在技术层面，尽管目前 CRISPR/Cas9 系统已展现强大的编辑能力，然而依然存在一些诸如脱靶效应、PAM 限制性和免疫原

性等明显的缺陷，需要进一步探索和改进。此外，鉴于 CRISPR/Cas9 系统的灵活性：既可以作为核酸酶进行 DNA 切割，又可以作为靶向运输载体将功能性元件递送到特定靶位点，CRISPR/Cas9 系统作为一个靶向递送平台，具有巨大的改造空间。

如前所述，经过大量的研究，目前 CRISPR/Cas9 系统脱靶效应方面已经有系统性的研究和显著的进展。PAM 限制性未来有望通过改造现有 Cas9 系统以及挖掘新的系统进一步解决。对于免疫原性问题，由于目前常用的 Cas9 系统，如 spCas9 和 saCas9，来源于常见的人易感病原菌，多数成年人已具有针对上述 Cas9 的细胞和体液免疫，预计这些 Cas9 的直接体内应用有可能引起免疫反应，导致靶细胞被机体清除。

将 CRISPR/Cas9 系统作为一个靶向递送平台，可进行功能性元件的靶向递送，从而开发新型的编辑工具。与 TALEN 和 ZFN 不同，Cas9 系统结合 DNA 后，可以解开目的序列双链，形成一条游离于蛋白质 /DNA 复合物之外的单链，此单链可以作为靶向修饰的底物，进行相对复杂的编辑。目前这一领域已经取得巨大成功，大大拓展 CRISPR/Cas9 系统的应用范围，已经出现了诸如碱基编辑工具、引导编辑工具以及表观遗传学调控功能等功能强大的基因组操作工具。此外，Cas9 系统本身的结构特点也赋予其相较于 TALEN 和 ZFN 更灵活的改造空间，目前 Cas9 蛋白和 sgRNA 均可以作为改造对象以引入功能性的元件，未来有望进一步挖掘新型作用于双链或者单链 DNA 的功能性元件，开发新型的编辑工具。

（二）应用层面

作为新型的治疗方法，基因编辑技术有望在基因组水平完全纠正异常的突变，有望实现从根本上治愈疾病。目前，基因编辑技术已经成功用于临床前的遗传病、肿瘤、代谢疾病等与基因突变相关的疾病，且取得令人振奋的治疗效果，优势明显，未来其应用空间有望得到进一步拓展。尤其是在单基因遗传病治疗领域，这一类疾病致病基因明确，因此疗效预期性非常强，且目前绝大多数遗传病尚无有效治疗手段，亟须大力推进相关研究。

同时，还应该清醒认识到，作为基因治疗手段，基因编辑技术尚存在导入效率低和安全性难以保障等问题。基因编辑工具通常较大，以 spCas9 为例，单纯 Cas9 蛋白的编码长度约 4.3 kb，融合其他功能性元件的碱基编辑工具和引导编辑工具更大，在一定程度上限制了基因编辑工具的导入效率。目前，应用于基因治疗的导入载体，以病毒性载体导入效率较高，但多数病毒，尤其是目前最具应用潜力的腺相关病毒，在体内存在周期长、表达持续时间长，大大增加了基因编辑技术的安全性风险。非病毒载体方面，由于其免疫原性低、表达持续时间短等优势，非常适合于基因编辑工具的导入，但非病毒载体往往导入效率较低，难以达到疾病治愈的治疗水平。因此，亟须发展适合于基因编辑技术的体内导入工具。

二、我国基因编辑重点发展项目建议

我国科学家在基因编辑领域的研究比较突出是在应用层面，基因编辑技术已经在我国广泛应用于农作物遗传育种、疾病模型构建、治疗靶点的大规模筛选、基因治疗等领域。然而，比较突出的问题是缺乏原创性成果，基础性专利均掌握在美欧国家手中，关键性编辑工具也均为国外科学家率先开发。因此，我国亟须大力支持此方面的研究，组织一批有志于此领域的科学家，进行原创性的基础研究，获得一批有自主知识产权的编辑工具和导入载体，推进我国基因编辑技术的临床应用。

在基因编辑工具方面，建议针对 Cas9、CFP1 等具有 DNA 或 RNA 编辑活性的 CRISPR 系统，以及近年来新发现的其他微生物免疫系统，开展有组织的、系统全面的鉴定和功能研究，争取发现一批能够应用于真核细胞基因编辑的基础性工具。利用 Cas9 系统的特有优势，深入挖掘具有 DNA 修饰活性的功能性元件，系统地测试这些元件应用于基因编辑的潜力，开发一批有应用前景的 Cas9 衍生工具。针对现有基因编辑工具的种种缺陷，进行优化设计和改造，获得一批性能改进的工具。具体来讲，在基础性编辑工具方面，建议大力资助两个方面的研究：一是基于目前的 Cas9 等系统，深入、系统地挖掘自然界可能存在的直系同源物，广泛开展泛微生物组学的生物信息学分析测试，结合一定水平的统计分析或者优化算法等经验筛选，并进一步进行哺乳动物细胞、植物细胞等水平的功能测试，获得一批具有自主知识产权的新的 Cas9 系统，用于支持基因编辑技术的临床转化研究；二是深入分析微生物来源的其他免疫系统，挖掘其潜在工作机制，争取开发一系列与现有 CRISPR 系统工作原理有所区别的、能够应用于真核细胞基因编辑的基础性工具。在 CRISPR 相关的衍生工具方面，建议广泛分析具有 DNA 或 RNA 修饰活性的功能性元件，挖掘具有可以和 CRISPR 系统偶联、进行定点的 DNA 或 RNA 修饰的元件，尤其是具有单链 DNA 或 RNA 修饰能力的元件，开发新的编辑工具。改进现有基因编辑工具，尤其是近年来新开发的碱基编辑工具以及引导编辑工具，针对这些工具的缺陷，比如碱基编辑工具的脱靶效应、编辑窗口不够灵活、编辑产物不纯等等，进行优化设计、进化和改造，获得一批性能优异的衍生工具，为拓展基因编辑技术的临床应用奠定基础。

在导入载体方面，建议利用我国在基因治疗方面的工作基础，大力发展适合于基因编辑工具特性的病毒和非病毒性导入载体。在病毒性导入载体方面，为了避免基因编辑工具长期表达带来的潜在副作用，建议大力发展表达可控或者活性可控的导入方案；在非病毒导入载体方面，建议针对基因编辑工具的元件构成特征，大力发展高效的 Cas9 蛋白、RNA 或者质粒 DNA 的导入载体。

三、政策建议

基因编辑技术在编辑改造基因组方面功能强大，为遗传病、肿瘤等疾病的治疗带来巨大潜力。尤其是遗传病，是目前严重危害人民健康的重要疾病之一；据统计，目前全球范围内已确认的遗传性罕见病已超过 7000 种。目前，大量遗传性罕见病的致病基因已经得到确认，但遗憾的是绝大部分疾病尚无有效治疗手段，亟须研发针对此类疾病的治疗手段。在已知病因的遗传性罕见病中，绝大部分是由于单基因突变造成的。对这类致病基因明确的遗传病来讲，在基因组水平纠正致病基因突变理论上是最完美的治疗策略，基因编辑技术的进步为此策略的实现奠定坚实的基础。然而，尽管概念可行，具体到开发具有临床应用前景的药物或者治疗方案还有一些技术上的障碍需要克服。

首先，建议建立从实验室到临床转化的相关政策支持，为基础研究的临床应用提供有力保障。在鼓励基础研究科学家关注疾病治疗的基础上，大力支持基因编辑治疗方案/药物和临床转化的探索和示范，建立和完善有效的政策保障，促进基因编辑技术的临床应用和发展。

其次，在发展基因编辑技术的临床转化的基础上，建议也要加强对基因编辑技术临床应用的政策监管。必须清醒认识到基因编辑技术尽管功能强大，但目前依然处于相对不成熟的阶段，难以对其准确性、安全性和风险作出准确评估，贸然广泛开展医学应用可能带来不可预期的严重后果，因此，当前阶段非常有必要界定基因编辑技术的应用范围，扬长避短，尽可能发挥其积极效应的同时，有效避免潜在风险。

第八章

基因修饰的细胞治疗

基因修饰的细胞治疗主要是指通过病毒、电转、脂质体等载体导入外源的 DNA/RNA 序列或能够对 DNA/RNA 进行基因编辑或修饰的核酸酶或复合体到受体细胞，使受体细胞能够表达目的基因或者缺失 / 改变内源基因的表达，从而提升受体细胞作为活细胞药物治疗疾病的能力。目前，基因修饰的细胞种类很多，包括干细胞、免疫细胞、血细胞、间充质细胞等。本章将重点讲述基因修饰的免疫细胞产品。

第一节　基因修饰的细胞治疗的
发展和现状

20 世纪 60 年代人们就发现免疫细胞具有抗肿瘤作用。之后，人们开始尝试分离、扩增、回输各种免疫细胞来对抗肿瘤。常见的免疫细胞包括 T 细胞、B 细胞、NK 细胞、单核巨噬细胞等。而用于抗肿瘤研究的则以 T 淋巴细胞和 NK 细胞最多。过去，常用的抗肿瘤免疫细胞疗法主要为非特异性免疫疗法，如淋巴因子激活的杀伤细胞，细胞因子诱导的杀伤细胞，树突状细胞－细胞因子诱导杀伤细胞，NK 细胞等。但是，随着大量的临床试验开展，人们发现这些非特异的淋巴细胞疗法的抗肿瘤效果非常有限，渐渐少有开展。而另外，特异性免疫疗法，如肿瘤浸润淋巴细胞（TIL）和 CAR-T，由于出色的抗肿瘤效果，特别是 CAR-T 在血液瘤治疗领域取得了革命性的突破，近几年越来越受到研究者的热捧。

CAR 修饰的 T 细胞免疫疗法，通常是指将含有特异性抗原识别片段、T 细胞受体活化分子、共刺激信号分子等元件的 CAR 序列，通过慢病毒等转染技术手段，表达于体外扩增的 T 细胞，从而使得 T 细胞能够以不依赖 MHC 的方式识别并杀伤肿瘤细胞。CAR 主要由三个功能域构成，分别是胞外抗原识别结构域、跨膜结构域和胞内激活结构域。

近几年 CAR-T 进入了快速发展时期，目前已经有 1000 多个 CAR-T 细胞治疗正在开展临床试验，其中，美国和中国的临床研究规模远超过其他国家，呈现出两强格局。目前，世界各国开展的免疫细胞临床研究均以 CAR-T 细胞为主，靶点的选择较为集中，主要以 CD19、BCMA、CD22、CD20、CD30 等淋巴和造血系统恶性肿瘤靶标为主，实体瘤则以 HER2、Mesothelin、GD2、GPC3、EGFR、PSMA 等几个经典靶标为主。针对其他靶标也有少数 CAR-T 临床试验开展。

至今已经有多个 CAR-T 产品获得 FDA 批准上市，适应证主要为血液瘤，其中 4 种产品针对的靶点均为 CD19；新近上市的 Abecma 则针对多发性骨髓瘤的热门靶标 BCMA。

第二节 基因修饰的细胞治疗领域的问题和研究热点

近些年，虽然 CAR-T 在血液瘤领域取得了巨大成功，但是该疗法存在细胞因子释放综合征和神经毒性等严重毒性，同时也存在一些患者 T 细胞扩增失败，靶点下调，肿瘤复发等问题。特别是在患者需求更多的实体瘤领域，CAR-T 更是遇到了诸多困难。实体瘤存在缺乏特异的靶点、工程细胞难以进入肿瘤内部、肿瘤免疫抑制性微环境、靶点下调等因素，使得 CAR-T 对实体瘤的疗效难以让人满意，有待进一步突破。围绕上述重要问题，近些年 CAR-T 领域科学家进行了大量的探索和创新，也涌现出了很多新的技术和热点，下面概述该领域的一些研究热点。

一、TCR–T，CAR–NK，CAR–M

TCR-T 是克隆或进化出 TCR 编码基因然后将 TCR 基因导入 T 细胞而成。与 CAR-T 只能识别细胞表面抗原不同，TCR-T 识别 HLA 提呈的抗原肽，对细胞内及表面的抗原都具有潜在识别能力，作用的靶点范围更大。开发识别肿瘤特异抗原、突变抗原、病毒抗原等 TCR-T，是该领域的研究热点。

NK 细胞具有天然的抗肿瘤作用，无 MHC 限制性，可制备同种异体细胞。所以，CAR-NK 是通用型细胞治疗的一个比较好的选择。

巨噬细胞对肿瘤细胞具有较强的浸润能力，所以也有研究者尝试研究细胞因子以及 CAR 修饰的巨噬细胞，即 CAR-M 的抗肿瘤能力。研究者发现，IFN-γ 等细胞因子修饰的 CAR-M 能够有效浸润肿瘤组织，逆转肿瘤免疫抑制性微环境，激活抗肿瘤 T 细胞活性，具有显著的抗肿瘤效果。

二、双 / 多特异 CAR–T

为了避免肿瘤细胞靶标蛋白表达下调引起的耐药性，研究者开发了同时识别两个甚至多个靶标的 CAR-T 细胞，比如 CD19-CD22 双特异 CAR-T 细胞，CD19-CD20-CD22 三特异 CAR-T 细胞等，可以有效避免单个靶标下调或缺失带来的治疗抵抗。

三、"逻辑门" CAR–T

由于大部分 CAR-T 靶向的抗原都为肿瘤相关抗原，在肿瘤细胞表面表达高，在正常组织中也有低表达，所以，也有研究者开发基于 synNotch 的"逻辑门" CAR-T，可以感受靶抗原细胞表达密度，激活、启动特异杀伤。

四、过表达或基因编辑改造 CAR–T

近些年，在二代、三代 CAR-T 的基础上，研究者对 CAR-T 进行了各种各样的过表达或敲除等改造。如为了增加 CAR-T 对实体瘤的治疗效果，有研究者使 CAR-T 细胞过表达 IL-7 细胞因子和 CCL19 趋化因子，增强 CAR-T 细胞的活力和对肿瘤的浸润能力。也有研究者敲除一些 T 细胞抑制因子，如 PD-1 等，增强 CAR-T 的杀伤能力。

五、带安全开关的 CAR-T

由于 CAR-T 细胞治疗血液瘤会造成细胞因子风暴、神经毒性等严重副作用。有研究者开发了带各种开关的 CAR-T 细胞，如小分子诱导 Caspase-9 活化开关，以及表面表达截短 EGFRt 的 CAR-T 细胞，可以采用 EGFR 抗体来清除 CAR-T 细胞。

六、通用型 CAR-T

针对目前 CAR-T 细胞制造成本高、周期长、对个别患者制备失败等缺点，近些年，通用型 CAR-T 研究是一个热点。如有研究者采用 iPS 来诱导 T 细胞，也有研究者采用 CRISPR 基因编辑技术敲除 TCR、B2M 等分子，然后再转入 CAR 分子，制备通用型 CAR-T 细胞。

七、CAR-T 与其他疗法联合治疗

为了提高 CAR-T 对实体瘤的治疗效果，研究者也探索了各种联合方案。如 CAR-T 细胞与放疗、化疗以及溶瘤病毒等生物治疗联用，提高 CAR-T 细胞对肿瘤组织的浸润和杀伤。

第三节　基因修饰的细胞治疗领域的未来需求和重点项目的建议

CAR-T 已经在血液肿瘤治疗领域取得了革命性的突破，并

且正在渗透到实体瘤、感染性疾病、炎症等多个领域，显示出巨大的应用潜力。与化疗和抗体等疗法相比，CAR-T对于血液瘤的治疗效果更加强劲、持久，而且作为一种活的细胞药物，其进一步改造的空间非常大，预期未来对于众多血液瘤患者将是一个重要的需求。而随着近些年CAR-T、CAR-NK等持续改造、升级，CAR-T攻破患者需求更大的实体瘤领域，应该只是时间的问题。

国家目前已经在干细胞领域先行进行了重点专项的支持。与干细胞治疗多年迟迟难以取得临床疗效方面的突破相比，免疫细胞治疗近些年获得了革命性突破，在血液瘤领域取得了重大成功，也有4个产品获美国FDA批准上市，发展更为迅猛，治疗效果更加肯定，也吸引了更多研究者和相关产业的追捧。但是，我国目前在免疫细胞治疗领域尚未发布相关重点专项支持。目前该领域的发展，主要靠企业自筹或社会融资等，而对于高校和研究所来说，大部分研究人员主要还是靠国家和地方政府的普通项目基金支持，如国家自然科学基金青年项目和面上项目、省基金等。

CAR-T目前尚属于新兴领域，该领域很多相关基础研究尚不明确，虽然大量的企业和社会资本进入该领域，但是大多围绕CD19、BCMA等少数几个血液瘤靶点，同质化严重。因此，国家可以从政策上，比如重点项目立项，对CAR-T领域进行科学的引导，多鼓励创新性基础研究，资助旨在研究CAR-T领域重要科学问题的课题，资助该领域有望带来实质性突破的课题，避免支持缺乏创新性的、同质化严重的临床前及临床研究，调动起高校及科学院所众多基础研究者的积极性，推动该领域良性快速发展。

第四节 基因修饰的细胞治疗领域发展的政策建议

近些年，基因修饰的细胞治疗在多种疾病领域，如恶性肿瘤和罕见病，带来了革命性的突破，而多个 CAR-T 等细胞治疗以及基因治疗产品的先后获批，更是点燃了人们对该领域研发的热情。目前，世界主要发达国家均将细胞和基因治疗作为医药领域重点支持和发展的方向，我国中央及地方政府，以及技术协会等也制定了一系列加快生物医药产业发展的方针和政策，以满足广大患者对新技术、新疗法的迫切需求，如《CAR-T 细胞治疗产品质量控制检测研究及非临床研究考虑要点》《人用基因治疗制品总论》《免疫细胞治疗产品临床试验技术指导原则（试行）》《人源性干细胞及其衍生细胞治疗产品临床试验技术指导原则（征求意见稿）》。另外，地方政府近几年也纷纷出台了旨在推动生物医药产业快速发展的方针和政策，如海南、广东等多个地方政府发布了相关支持性政策。

CAR-T 等免疫细胞治疗受到热捧的同时，也给国家及地方政府相关部门带来了一定的监管压力。政策上，既要避免管理过松，造成类似 2016 年"魏则西事件"的发生，又要避免管理过紧，严重阻碍该行业的发展。

CAR-T 既有技术的属性，又有产品的属性。美国和欧盟是将 CAR-T 作为药品来监管。我国对 CAR-T 等新兴的细胞疗法，目前是两种监管模式并存：一种是作为第三类医疗技术的监管；一种是作为药品的监管。两套监管法规体系都有效。因此在中国做CAR-T临床试验，就存在两条路径。按照第三类医疗技术申报临床试验的路径，"不得收费"。只有按照药品申报临床试验，才有可能在将来获得商业化。

总的来说，目前国家的两套监管体系还是比较合理的，既可以通过临床技术管理，满足高校、医院及研究院所快速开展临床试验研究、探索新技术、验证新产品的迫切需求，又可以按照药品监管，提高市场准入门槛，避免细胞治疗的不规范滥用。

细胞治疗作为一种个体化的"活"药，本身存在特殊性和复杂性，给药物审批和监管方面带来很大难度，因此，相关产品的获批速度等就会相对较慢。细胞治疗相关研究投入大、周期久，如果政策上不给予适当支持，会制约该领域的快速发展。CAR-T等新兴细胞治疗领域目前面临诸多基本或重要的科学问题有待攻克，现有企业在研项目同质化严重，只有调动起众多高校院所科研工作者的基础及临床转化研究积极性，才能真正推动该领域的高质量发展。

第九章

基因治疗的临床应用及挑战

第一节 基因治疗的临床应用

现代医学目前还以化学药物和外科手术为主。其中许多药物都是天然或化学合成药剂，旨在改变身体的化学反应来减少疾病的症状和延长患者的寿命。然而传统药剂面临许多挑战：溶解度和生物利用度低，体内药物性质不稳定，循环半衰期短，体内渗透性低，组织分布性差以及药物毒性。相对于传统治疗方法，基因疗法能实现治疗性蛋白的长期表达和组织特异性表达，无须药物干预、放疗或手术治疗，从根源上解决传统疗法存在的一系列问题。

美国 FDA 对基因疗法的定义是通过修复个体基因来治疗或治愈疾病的技术，基因疗法可能通过多种机制发挥作用，包括：用健康基因替换致病基因；灭活致病基因；引入新的基因辅助治疗。基因治疗从概念到广泛临床应用经历了漫长而曲折的过程。回顾基因治疗的里程碑，从体内直接给药到工程化 T 细胞或造血干细胞，再到新兴的基因组编辑技术，基因治疗逐渐成为多种疾病治疗领域的新选择。

作为生命科学和药学领域的一次革命，基因治疗药物是基因治疗临床实践中药物监管部门批准的用于治疗、预防或诊断的药学产品。世界范围内被批准的基因治疗药物包括质粒 DNA、ASO、小干扰 RNA- 脂质复合体、病毒以及遗传工程细胞治疗产品。

基因治疗作为新兴的医学技术，其风险主要来自于治疗安全性。基因治疗技术从不成熟到成熟的过程中，安全性一直是悬在其头上的达摩克利斯之剑。2003 年，5 名患 SCID-X1 的儿童患者在接受基因治疗后患上了白血病。对这 5 位患者的基因分析结果显示，试验中采用的基因载体莫罗尼小鼠白血病病毒诱发了白血病，这种逆转录病毒载体插入造血系统原癌基因 *LMO2* 启动子附近激活 *LMO2* 基因，这个基因的异常激活和人类白血病密切相关。尽管后续的临床研究改进了病毒载体，基因治疗载体至今仍是基因治疗技术稳定和持续发展的关键。2020 年，Orchard Therapeutics 公司表示，其基因疗法 Strimvelis 被怀疑导致一名患者罹患白血病。Strimvelis 于 2016 年获得 EMA 批准，使用 γ 逆转录病毒作为功能性腺苷脱氨酶（ADA）载体。在 EMA 批准文件中，载体安全性被描述为 Strimvelis 的重要潜在风险之一。2021 年，*Science* 发布了一条关于 Zynteglo（EMA2019 年批准上市，适应证 β 地中海贫血）临床试验的消息：一名 5 年前在其中一项研究中接受治疗的患者已经发展成急性髓系白血病，另一名受试者罹患骨髓增生异常综合征，同时 Zynteglo 在镰状细胞贫血的临床研究也终止了。

目前基因治疗模式通常分为两大类：体内治疗和体外治疗。体内治疗是直接将能够改变基因的物质通过载体输入人体，而体外治疗是通过修复体外培养细胞的基因，再将修复后的细胞输入人体。

一、体内基因治疗

体内基因治疗是将基因治疗产品直接注射给患者，使得功能矫正基因被递送至患者体内，恢复疾病正常表型。由于其操作简便，对于一些体外无法培养的细胞类型是最佳的选择。但由于体内细胞转染的不确定性，无法避免随机整合或脱靶事件，同时一些病毒载体还会使机体出现危及生命的免疫反应。体内基因治疗的代表领域包括 LCA、脊髓性肌萎缩和血友病等。

二、体外基因治疗

体外基因治疗又称离体基因治疗，从患者体内分离细胞，将整合载体在体外导入这些细胞并扩增，随后再回输到患者体内。由于利用自体细胞，因而一般不会产生明显免疫反应；同时体外可筛选到高效转导以及无脱靶的细胞，进而实现高效安全的治疗效果。但由于治疗步骤多、影响因素多、细胞活力低等缺点，体外基因治疗的实施也受到一定的限制。同时，整合型载体的使用更易引起体内的随机插入，进而产生癌变。体外基因治疗疾病的代表包括地中海贫血和镰状细胞贫血。

三、基因治疗的发展趋势

（一）基因编辑技术的应用

基于基因疗法的临床试验及上市药物主要以外源基因添加的方式通过病毒递送来治疗疾病，虽然这一方式取得了显著疗效，但仍然存在病毒载体（如慢病毒）插入突变，AAV 载体以游离态形式会随细胞分裂增殖而丢失，或因产生的迟发性免疫反应被清除等诸多影响因素。为了解决这一问题，新兴的以核酸内切酶为基础的基因编辑技术（如 ZFN、TALEN 和 CRISPR/Cas9）正被科学家们开发用于疾病的治疗。基因编辑技术指人类根据自身意愿来对目标基因进行改造，有目的地删除或加入基因片段。CRISPR/Cas9 为基因编辑技术领域的革命性成果，其在基因治疗领域的应用十分广泛，利用这一基因编辑工具，能够实现基因中特定位点 DNA 切割。

（二）基因治疗的疾病谱增加

20 世纪七八十年代，随着病毒载体、限制性内切酶、DNA 连接酶和逆转录酶等的相继发现，基因治疗的技术体系初步具备。随着人类基因表达调控机制的阐明，以及基因编辑技术的发展完善，现在越来越多的临床研究聚焦于多基因疾病（如癌症、高血压等）和传染病（如艾滋病等）的治疗。但是，基因治疗在解决由多种基因引起的疾病方面将比针对单一基因缺陷的疾病会面临更多的挑战。在对病理生理学尚不了解或缺乏了解的领域，基因疗法面临的挑战将难度倍增。然而一些生物技术公司已经在追求那些更加困难的目标，如用于帕金森病的基因疗法。

（三）基因治疗载体的多样化

病毒载体是基因治疗的主要工具，将正常基因导入缺陷组织中，补偿缺陷基因的功能，从而达到治疗遗传性或获得性疾病的目的。在批准上市的基因疗法中，大部分是基于病毒载体。除了已经批准上市的外，在目前已经开展的基因治疗临床试验中，2/3 都是选择病毒作为递送载体。在一定程度上，病毒载体的改良和优化情况决定了基因治疗产品研发成败和商业化路途。但是相对基因组学的飞速发展，病毒载体的研究进展依然缓慢。并且，随着基因治疗临床研究的广泛开展，病毒载体的安全性问题越来越突出。最近，一些旨在建立更好递送工具的公司已经出现。

第二节　基因治疗面临的挑战

基因治疗是对人类基因组进行特定改变以改善它或达到治疗基因相关疾病的效果的科学，包括替换和编辑突变基因，或将正常的基因拷贝引入细胞以恢复蛋白质正常功能及生命体机能，从而获得长期的治疗效果（Steffin et al，2019）。基因治疗已取得许多突破性的成就，进行大量的临床前及临床研究，应用于遗传性疾病（如血友病、囊性纤维化和家族性高胆固醇血症）和后天获得性疾病（如癌症、阿尔茨海默病、帕金森病，以及艾滋病等传染性疾病）。由于致病因素相对明确、患者群体相对较小、研究规模较小、监管部门的积极支持等因素，相对于传统的小分子或生物制剂，基因治疗研发速度更快，也推出了一系列里程碑意义的新药。但是基因治疗的发展仍面临许多挑战，本部分旨在从四方面阐述基因治疗的挑战，包括基因治疗的伦理问题、病毒载体的免疫原性、基因治疗毒副反应、病毒基因治疗产品脱落。

一、基因治疗的伦理问题

基因治疗旨在通过将外源性遗传物质引入患者体内获得长期的治疗效果，从其发展初始就引起了广泛的伦理讨论。按目的性分析，基因治疗手段包括三类：一是修正除外生殖细胞的任何身体细胞的基因缺陷；二是在生殖细胞中来修正基因缺陷；三是改造体细胞或生殖细胞获得某种身体或精神特征，并把增强性状传给下一代。目前涉及基因治疗的绝大多数临床研究都是修正体细胞的基因缺陷，不存在重大伦理争议。国际科学界对人类生殖细胞或胚胎的基因编辑的要求是，仅限实验室基础研究，并且必须在监管下进行，被编辑的胚胎必须在一个很短的期限内销毁。然而涉及生殖细胞或胚胎，把婴儿出生作为终点的基因治疗，科学界和伦理领域的意见并不统一。但是增强性基因治疗，尤其是通过改造生殖细胞所进行的增强性基因治疗是不能接受的。2018 年的"贺建奎事件"中试图让胎儿在未患艾滋病时获得免疫艾滋病病毒的做法属于基因增强，这种基因治疗方式有违伦理规范。原则上讲，伦理可以画一条红线：涉及生殖细胞或胚胎的基因编辑只可以用于治疗严重的疾病，而不能用于增强性状。

除此之外，基因治疗还面临其他一些伦理问题。

（一）安全有效性问题

首先，多基因突变与环境影响导致的复杂性疾病较难获得预期疗效；其次，病毒整合进宿主基因组中可能激活自身免疫反应，或干扰靶细胞内邻近正常基因的表达，激活其他致病基因；此外，由于基因治疗脱靶效应的不确定性，众多基因可能受到影响，脱靶效应对生长发育影响相对较小，但是即便很少数量的细胞中的抑癌基因或原癌基因受到影响，基因治疗的致癌风险就值得警惕。

（二）公平性问题

基因治疗作为一种高端生物医学技术，其上市前研究投入费用高，就使得其上市后的产品或技术价格昂贵，这就导致了受益人群的不均衡，受益人群主要为高端收入者，造成生存机会的不均等，激发社会矛盾。

当携带某种有害基因时，遗传缺陷者可能受到来自社会各方面的压力，受到社会的歧视，甚至遭受各种不平等对待。如果利用基因编辑技术进行基因治疗或是基因增强，大部分无法支付昂贵基因治疗费用的人们就很有可能受到优势群体的歧视。

（三）权利问题

伦理学最基本的原则是人人享有自决权，可以自主选择是否接受基因治疗。而人类胚胎还没有思想意识，无法自主行使自决权，父母及科研人员也无权干涉人类胚胎基因遗传及预先决定其未来命运。虽然避免罹患遗传疾病是符合医疗伦理的，但是少数遗传疾病可能赋予患者特殊天赋，例如马方综合征患者会因为四肢修长、关节灵活获得音乐和体育方面的特殊才能。家长如果选择基因治疗，可能存在侵害子女权益问题。

（四）利益导向问题

基因治疗研究投资大，因此主要投资者是商业机构，而当基因编辑有诸多不确定性和未解决的技术问题时，在商业的驱动和操控下，部分研究人员可能会对基因治疗技术进行不合理的使用，使得基因治疗难以预知的风险范围扩大，后果也更加严重。

二、病毒载体的免疫原性

基因治疗成功实施的关键在于如何构建安全有效的基因载体，使目的基因在目的细胞里持续表达。由于病毒载体转导效率高、能持续表达目的基因,因此基因治疗广泛使用病毒载体。去除复制和致病特性的病毒载体非常适合作为基因转移载体,但是它们的外源性很容易引起宿主免疫反应,从而阻碍了基于病毒载体的治疗基因在宿主体内长期有效表达,影响基因治疗效果。另外,机体对于基因治疗产品的过度反应可能危及患者生命,1999 年宾夕法尼亚大学开展的一项基因治疗临床试验中,受试者发生了针对基因治疗药物载体的强免疫反应,在注射腺病毒载体 4 天后死于免疫反应导致的器官衰竭和脑死亡。

含有病毒蛋白的载体颗粒与人类之前自然感染的病毒抗原相同或相似,由于先前存在的免疫抗体,病毒基因产品在注射到一些人体内时,可能会被抗体中和。先天免疫感受器对病毒结构(例如衣壳或核酸)识别可能会引起先天免疫细胞的组织浸润,触发干扰素产生,从而在组织中诱导抗病毒状态,减少转导,并为适应性免疫反应提供激活信号。树突状细胞的活化和随后的抗原提呈是将先天免疫与获得性免疫联系起来,导致 T 细胞活化 / 分化和扩增的关键步骤。MHC-Ⅰ类限制的 CD8$^+$T 细胞能够溶解病毒感染细胞,而 MHC-Ⅱ类限制的 CD4$^+$T 细胞有助于CD8$^+$T 细胞的最佳激活和 B 细胞的激活,从而导致抗体的形成。辅助性 T 细胞对于记忆反应的产生也是至关重要的(Shirley et al,2020)。

(一)人体对不同病毒载体的免疫反应

目前的病毒载体主要包括逆转录病毒载体、腺病毒载体、腺相关病毒载体、慢病毒载体、单纯疱疹病毒载体。对最常用的三种病毒载体腺病毒、慢病毒、腺相关病毒载体的免疫反应类型进行比较(表 9-1)(Shirley et al,2020)。

表 9-1　病毒载体及其免疫反应

	Ad	AAV	LV
病毒颗粒和基因组	36 kb 的 dsDNA 基因组，衣壳	5 kb 的 ssDNA 基因组（或约 2.5 kb 的 scDNA 基因组）	包膜的病毒包含衣壳和约 10 kb 的单链 RNA 基因组
先天免疫	强大的先天免疫反应，包括血管内皮细胞和血小板的激活，炎性细胞因子的产生和巨噬细胞的死亡	相对较弱和短暂的先天反应；TLR9 信号促进 CD8⁺T 细胞反应；补体激活和一些接受高剂量基因系统转移的患者出现的其他免疫毒性	强大的干扰素 a/b 反应限制转导，并驱动适应性反应
人群中的免疫力	先前存在的对人类血清型的免疫力	先前存在的免疫力因血清型和地理位置而异	预先存在的免疫力低
对载体的适应性免疫应答	中和抗体的形成；CD8⁺T 细胞对病毒基因产物的反应（大容量载体除外）	中和抗体的形成；CD8⁺T 细胞对衣壳的反应	中和抗体的形成；可能有 T 细胞对包膜蛋白的反应
转基因产物的获得性免疫应答	CD8⁺T 细胞反应的有效诱导剂；可能形成抗体	与 Ad 和 LV 相比，CD8⁺T 细胞效率最低；CD8⁺T 细胞抗体应答的风险取决于载体设计和剂量，给药途径和宿主因素	除非转基因表达受到 miRNA 和启动子的严格控制，而且表达的是专业的 APC，否则 B 细胞和 T 细胞应答的有效诱导剂将被清除

（二）降低病毒载体与宿主间的免疫反应方法

1. 患者进行相关病毒载体中和抗体检测

免疫系统产生清除病毒的中和抗体，针对不同的血清型病毒载体，免疫系统引起的免疫反应强烈程度依赖于对该型病毒的中和抗体水平。对患者进行中和抗体筛查，选择合适血清型病毒载体可有效降低免疫反应。

2. 降低病毒载体使用量

病毒载体的使用量过高，会增大机体产生免疫反应的概率。但是降低载体的使用量，虽然可降低免疫反应强度，但也降低了目的基因产物的表达，基因治疗的效果不佳。因此，在降低载体使用剂量的同时，还应采取其他方法来提高病毒载体在靶细胞的转导效率，从而在减少免疫反应的同时提高基因治疗的效果。

3. 病毒衣壳蛋白的化学修饰

对病毒衣壳蛋白修饰可降低机体对其产生的免疫反应。在保留病毒载体与细胞受体结合和转导功能的前提下，通过高分子材料修饰遮蔽衣壳蛋白抗原决定簇，避免中和抗体和免疫细胞对其识别，从而降低免疫反应。目前常用的高分子材料包括聚乙二醇等。

4. 基因治疗过程中诱导 T 细胞的耐受和耗竭

特异性地调节免疫应答重点在于调控 CD8$^+$T 细胞应答的免疫通路：① APC 的耐受性反应，包括产生 IL-10，可以抑制 CD8$^+$T 细胞的激活和扩增。②在没有 CD4$^+$T 细胞或促炎细胞因子的情况下，APC 功能不足会阻碍 CD8$^+$T 细胞的启动。③刺激 CD4$^+$T 细胞对调节性 T 细胞亚群的分化和激活反应，可抑制 CD8$^+$T 细胞。调节性 T 细胞可通过多种机制进一步调节体液和细胞适应性免疫反应水平，包括细胞间接触依赖性抑制或分泌调节性细胞因子。④刺激 CD8$^+$T 细胞上调 Fas/FasL，激活细胞死亡途径，清除激活的细胞毒性 CD8$^+$T 细胞。不充分的刺激或长时间的抗原暴露会导致 CD8$^+$T 细胞耗尽，并上调免疫检查点分子如 PD-1，PD-1/PD-L1 相互作用可阻止 CD8$^+$T 细胞应答。（Nidetz et al，2020）

5. 与免疫调节药物联合应用

与免疫调节药物联合治疗也是调节免疫反应的一种策略。雷帕霉素被包裹在合成疫苗颗粒中，已被证明在降低 rAAV 的免疫原性方面具有良好的效果。雷帕霉素以 mTOR 通路为靶点，促进功能性 CD25$^+$Foxp3$^+$Treg 细胞的扩增，这些细胞可以促进抗原特异性的免疫耐受。当雷帕霉素与 rAAV 联合注射时，衣壳特异性体液免疫反应、T 细胞记忆反应和 CTL 向靶器官的浸润减少，而靶细胞的转导和转基因的表达增加。（Meliani et al，2018）

总之，了解病毒载体与宿主间的免疫反应机制，设计特异性的药物或方案来达到免疫抑制效果，使基因治疗能够长期有效。

三、基因治疗的长期毒副反应

基因治疗虽然近年取得许多突破性进展，但是对于患者也存在许多潜在的长期风险。这些治疗风险包括：外源性基因持久性或长期过量表达的临床不良反应；非预期生物分布，即基因表达相关产物在非预期组织或器官中表达，引起相关非靶组织和器官病变；外源基因引起宿主自体基因的表达改变，诱发自身免疫原性疾病或癌症等。

（一）长期毒副反应

长期毒副反应主要涉及插入突变，即逆转录产生的逆转录病毒 DNA 整合到人类正常基因组中。在以往临床病例中，插入突变可能导致细胞恶性转化。有两种主要的机制导致与基因治疗致癌作用有关的插入突变。逆转录病毒属的基因组有两个 LTR，位于基因组的 5' 端和 3' 端。每个 LTR 包含一个增强子和启动子元件。因此，在逆转录病毒载体整合到细胞染色体后，如果内源性癌基因位于整合位点附近，3'-LTR 可能会促进内源性癌基因的表达。此外，如果病毒载体整合发生在某个肿瘤抑制基因的外显子内，基因插入可能会沉默细胞抑癌基因的表达。

使用逆转录病毒衍生载体系统存在一些安全问题，因为插入突变事件可能促进血液系统或其他系统恶性肿瘤的发生。逆转录病毒载体系统在人类基因组中的整合不是完全随机的，大多数整合位点定位在含有转录活性基因的染色体区域附近。来自小鼠白血病病毒的肿瘤逆转录病毒载体显示，基因插入在基因转录起始点附近和基因调控的 CpG 岛上显著积累。来源于禽肉瘤白血病病毒的肿瘤逆转录病毒载体 ASLV 在整个基因组上显示出随机、均匀的分布。对某些病毒衍生载体系统整合位点的所谓热点分析对于确定插入突变相关的恶性肿瘤发病机制至关重要。（ Mitchell et al，2004 ）

（二）解决方法

四种主要方法解决插入突变诱发患者恶性肿瘤的问题：设计更安全的整合基因传递模型；开发体外基因传递系统，延长转基因在转导细胞群体中的表达时间；可以使用非整合型载体；制备不含自身启动子的自失活载体，利用细胞中的内源启动子。

（三）基因治疗产品给药后的长期随访

美国 FDA2018 年发布的行业指南《人类基因治疗产品给药后的长期随访》指出，基于基因治疗产品的类型，对长期随访持续时间的建议如下：整合性载体（例如 γ 逆转录病毒和慢病毒载体）和转座子元件观察 15 年；基因组编辑产品最多观察 15 年；AAV 载体最多观察 5 年。此外，对于有潜伏能力（例如疱疹病毒）或无须整合即可长期表达的载体，可以考虑根据风险来确定长期随访的持续时间。

四、病毒基因治疗产品脱落

基因工程编辑的病毒经常被用来有效地将治疗性基因输送到靶细胞，其在治疗单基因疾病和癌症方面有着巨大的前景。然而，感染性载体颗粒的携带可能导致病毒颗粒不经意间传播到体外环境。美国 FDA 将"脱落"定义为：基因治疗患者通过各种方式释出基于病毒或细菌的基因治疗产品，包括排泄物、分泌物，或通过皮肤（脓疱、疮、伤口）。脱落引出了基因治疗产品从接受治疗的个体向未接受治疗的个体（例如，医疗护理专业人员和其他接触者）传播的可能性。

（一）影响脱落的因素

1. 复制能力

病毒载体在人类宿主体内复制和增殖的能力极大地影响其在体内的散播方式，并可能增加脱落的范围和持续时间。

2. 免疫原性

可引发强烈免疫应答的病毒，与免疫原性低的产品相比，可能更快从循环系统中被清除，脱落的持续时间可能缩短。

3. 持续存在和潜伏

如果病毒载体显示在宿主中持续存在或发生潜伏－再活化，则脱落研究的持续时间可能应更长。例如，当使用可潜伏的溶瘤疱疹病毒产品时，该类产品的脱落可能是不确定或无法预测的。

4. 给药途径

给药途径对病毒载体的脱落有重要影响，不同的给药途径会影响到收集何种类型的标本进行脱落分析。例如，在 AAV 介导的血友病 B 基因治疗的两个试验中，肌内注射后，最初 2 天主要观察到 AAV 载体在唾液和血清中的脱落，而不是在尿液中；大约 2 个月后，在精液中检测不到该载体。相反，通过同一载体的肝动脉输注后，在第 1 周观察到尿液脱落；此外，在 7 名接受治疗的患者中，有 6 名治疗后 16 周的精液中发现了载体 DNA。

（二）临床样本类型和分析方法

1. 临床样本类型

采集用于脱落评估的临床样本类型取决于多种因素，包括产品给药途径、病毒或细菌的趋向性、提取产品所用亲代病毒或细菌自然传播和脱落的途径以及来自临床前研究的生物分布或脱落数据。在对具有复制能力的病毒进行局部给药和分析的情况下，尿液、血液和相关产品是最常检测的生物样本。其他生物样本的选择似乎与载体的给药方式有关。例如，皮肤样本主要在使用皮内注射的试验中进行分析，鼻咽液在使用吸入或鼻腔给药的试验中进行分析。

2. 脱落分析方法

脱落分析，可通过非定量或定量 PCR 评估载体基因组序列和 /

或通过生物学测试（以流式细胞学为基础）评估感染性病毒颗粒。大多数情况下，PCR可以特异性地检测载体DNA。尽量采用一种以上的测定方法进行脱落分析，对有复制能力的病毒载体还需进行基于感染性或生长的测定。

第三节　基因治疗的临床应用
未来发展需求与政策建议

　　基因治疗除了技术风险外，给个体、家庭、社会，甚至整个人类也带来一些困扰和难题，亟须国家制定相关的政策法规来保证基因治疗能够平稳发展。首先，建立健全基因治疗法律法规及质控体系。法律规章的不完善及界限不明确是当前基因治疗研究领域的重要问题之一。完善相关的政策法规，如基因治疗的行业专业法规，基因治疗的专利制度确立，基因治疗的行政立法，针对滥用基因治疗造成重大损失的刑事立法等。同时着手建立与基因治疗和产品应用相关的质控体系，对进行基因治疗研究及产品开发的人员进行严格限制，对基因治疗相关技术管理进行规范和控制，并建立监控系统以便不断修正及改进相关制度。其次，加强基因治疗过程评估及监管体制。基因治疗的研究涉及医学与伦理两方面的问题，目前进行较多的基础实验为进一步的临床试验提供了参考依据，但是临床试验的实施需要考虑多方面的因素。既不能让安全性及科学性无保证或是违背伦理原则的临床试验进行，又不能阻碍严格遵循试验规范的临床试验开展。因此，需要制定符合我国国情的针对基因治疗临床试验的开展和监管的规范标准，避免盲目照搬国外标准。最后，健全基因治疗研究人才培养及团队建设制度。基因治疗项目的有效开展需要强大的研究团队，培养具有很好的医学知识储备和医学伦理素质的研究人才。同时，优秀的研究团队既要有临床医学家、基础研究科学家，还要包含伦理学家等众多领域研究人员。

此外，基因治疗方法具有许多常见的独特因素：较窄的治疗范围，较小的患者群体，较高的治疗风险，较高的前期研究成本，长期疗效和安全性数据较少，部分病毒载体有限的基因表达效率增大了前期研究和临床治疗中病毒滴度的使用量，疗效监测费用高等。同时大多数基因治疗公司为初创公司，基于前期研发投入和暂时无法实现规模化生产，基因治疗公司为基因治疗药物定价时，价格通常较高。

现阶段全世界采取的方式包括分期付款、延长付款、按疗效付费等创新付费方式。由于基因疗法的开发、制造、分销和管理方式与之前的药物有着根本的不同，因此我们将不断探索创新支付模式，解决医保方面担心的治疗总费用高、前期支付负担重、临床效果不确定等问题。可以预见，基因疗法的未来支付方式将从现有的按疗效收费、分期付款、医保付费发展为多支付主体、多支付手段相结合方式。

主要参考文献

邱信芳，卢大儒，王宏伟，等 . 1996. 四例血友病 B 患者基因治疗的临床试验 . 复旦学报（自然科学版），（03）：341-348.

虞淦军，吴艳峰，汪珂，等 . 2019. 国际细胞和基因治疗制品监管比较及对我国的启示 . 中国食品药品监管,（08）: 4-19 .

Aiuti A, Roncarolo M G, Naldini L. 2017. Gene therapy for ADA-SCID, the first marketing approval of an *ex vivo* gene therapy in Europe: paving the road for the next generation of advanced therapy medicinal products. EMBO Molecular Medicine, 9（6）: 737-740.

Aiuti A, Slavin S, Aker M, et al. 2002. Correction of ADA-SCID by stem cell gene therapy combined with nonmyeloablative conditioning. Science, 296: 2410-2413.

Anzalone A V, Randolph P B, Davis J R, et al. 2019. Search-and-replace genome editing without double-strand breaks or donor DNA. Nature, 576（7785）: 149-157.

Atchison R W, Casto B C, Hammon W M. 1965. Adenovirus-associated defective virus particles. Science, 149: 754-756.

Bauler M, Roberts J K, Wu C C, et al. 2020. Production of lentiviral vectors using suspension cells grown in serum-free media. Mol Ther Methods Clin Dev, 17: 58-68.

Bernstein E, Caudy A A, Hammond S M, et al. 2001. Role for a bidentate ribonuclease in the initiation step of RNA interference. Nature, 409（6818）: 363-366.

Blaese R M, Anderson W F. 1990. The ADA human gene therapy clinical protocol original covering Memo. Hum Gene Ther, 1: 327-329.

Breitbach C J, Burke J, Jonker D, et al. 2011. Intravenous delivery of a multi-mechanistic cancer-targeted oncolytic poxvirus in humans. Nature, 477: 99-102.

Choi M, Han E, Lee S, et al. 2015. Regulatory oversight of gene therapy and cell therapy products in Korea//Galli M, Serabian M. Regulatory Aspects of Gene Therapy and Cell Therapy Products: a Global Perspective. Cham: Springer: 163-179.

Collins F S, Gottlieb S. 2018. The next phase of human gene-therapy oversight. New England Journal of Medicine, 379（15）: 1393-1395.

Dolgin E. 2015. Oncolytic viruses get a boost with first FDA-approval recommendation. Nature Reviews Drug Discovery, 14: 369-371.

Doss M X, Sachinidis A. 2019. Current challenges of iPSC-based disease modeling and therapeutic implications. Cells, 8（5）: 403.

Dunbar C E, High K A, Joung J K, et al. 2018. Gene therapy comes of age. Science, 359（6372）: eaan4672.

Fire A, Xu S, Montgomery M K, et al. 1998. Potent and specific genetic interference by double-stranded RNA in *Caenorhabditis elegans*. Nature, 391（6669）: 806-811.

Friedmann T, Roblin R. 1972. Gene therapy for human genetic disease?. Science, 175（4025）: 949-955.

Gancberg D. 2017. Twenty years of European Union support to gene therapy and gene transfer. Hum Gene Ther, 28（11）: 951-953.

Ginn S L, Amaya A K, Alexander I E, et al. 2018. Gene therapy clinical trials worldwide to 2017: an update. J Gene Med, 20（5）: e3015.

Gomez C E, Najera J L, Krupa M, et al. 2008. The poxvirus vectors MVA and NYVAC as gene delivery systems for vaccination against infectious diseases and cancer. Curr Gene Ther, 8: 97-120.

Ham R, Jarno Hoekman, Hövels A, et al. 2018. Challenges in advanced therapy medicinal product development: a survey among companies in Europe. Mol Ther Methods Clin Dev, 11: 121-130.

Hammond S M, Bernstein E, Beach D, et al. 2000. An RNA-directed nuclease mediates post-transcriptional gene silencing in Drosophila cells. Nature, 404 （6775）: 293-296.

Harrison C. 2019. First gene therapy for beta-thalassemia approved. Nat Biotechnol, 37（10）: 1102-1103.

Karan D, Dubey S, Van Veldhuizen P, et al. 2011. Dual antigen target-based immunotherapy for prostate cancer eliminates the growth of established tumors in mice. Immunotherapy, 3: 735-746.

Kassir Z, Sarpatwari A, Kocak B, et al. 2020. Sponsorship and funding for gene therapy trials in the United States. JAMA, 323（9）: 890-891.

Lau N C, Lim L P, Weinstein E G, et al. 2001. An abundant class of tiny RNAs with probable regulatory roles in *Caenorhabditis elegans*. Science, 294（5543）: 858-862.

Lee R C, Feinbaum R L, Ambros V. The C. 1993. elegans heterochronic gene lin-4 encodes small RNAs with antisense complementarity to lin-14. Cell, 75（5）: 843-854.

Li J X, Hou L H, Meng F Y, et al. 2017. Immunity duration of a recombinant adenovirus type-5 vector-based Ebola vaccine and a homologous prime-boost immunisation in healthy adults in China: final report of a randomised, double-blind, placebo-controlled, phase 1 trial. Lancet Glob Health, 5: e324-e334.

Li Y, Gao J, Zhang C, et al. 2017. Stimuli-responsive polymeric nanocarriers for efficient gene delivery. Top Curr Chem, 375（2）: 27.

Liu L, Zong Z M, Liu Q, et al. 2018. A novel galactose-PEG-conjugated biodegradable copolymer is an efficient gene delivery vector for immunotherapy of hepatocellular carcinoma. Biomaterials, 184: 20-30.

Liu M, Rehman S, Tang X, et al. 2019. Methodologies for improving HDR efficiency. Frontiers in Genetics, 9: 691.

Lu D R, Zhou J M, Zheng B, et al. 1993. Stage I clinical trial of gene therapy for hemophilia B. Sci China B, 36（11）: 1342-1351.

Ma C C, Wang Z L, Xu T, et al. 2020. The approved gene therapy drugs worldwide: from 1998 to 2019. Biotechnology Advances, 40: 107502.

Mackett M, Smith G L, Moss B. 1982. Vaccinia virus: a selectable eukaryotic cloning and expression vector. Proc Natl Acad Sci USA, 79: 7415-7419.

Manno C S, Pierce G F, Arruda V R, et al. 2006. Successful transduction of liver in hemophilia by AAV-factor IX and limitations imposed by the host immune response. Nat Med, 12: 342-347.

Meliani A, Boisgerault F, Hardet R, et al. 2018. Antigen-selective modulation of AAV immunogenicity with tolerogenic rapamycin nanoparticles enables successful vector re-administration. Nat Commun, 9（1）: 4098.

Mitchell R S, Beitzel B F, Schroder A R, et al. 2004. Retroviral DNA integration: ASLV, HIV, and MLV show distinct target site preferences. PLoS Biol, 2（8）: E234.

Nidetz N F, McGee M C, Tse L V, et al. 2020. Adeno-associated viral vector-mediated immune responses: Understanding barriers to gene delivery. Pharmacol Ther, 207: 107453.

Okada K, Sato Y, Sugiyama D, et al. 2018. Establishment of the National Consortium for Regenerative Medicine and National Regenerative Medicine Database in Japan. Clinical Therapeutics, 40（7）: 1076-1083.

Pardi N, Hogan M J, Porter F W, et al. 2018. mRNA vaccines - a new era in vaccinology. Nat Rev Drug Discov, 17（4）: 261-279.

Picano-Castro V, Pereira C G, Covas D T, et al. 2020. Emerging patent landscape for non-viral vectors used for gene therapy. Nat Biotechnol, 38（2）: 151-157.

Qiu X, Lu D, Zhou J, et al. 1996. Implantation of autologous skin fibroblast genetically modified to secrete clotting factor IX partially corrects the hemorrhagic tendencies in two hemophilia B patients. Chin Med J, 109（11）: 832-839.

Rees H A, Liu D R. 2018. Base editing: precision chemistry on the genome and transcriptome of living cells. Nature Reviews Genetics, 19（12）: 770-788.

Reinhart B J, Slack F J, Basson M, et al. 2000. The 21-nucleotide let-7 RNA regulates developmental timing in *Caenorhabditis elegans*. Nature, 403（6772）: 901-906.

Robinson E, MacDonald K D, Slaughter K, et al. 2018. Lipid nanoparticle-delivered chemically modified mRNA restores chloride secretion in cystic fibrosis. Mol Ther, 26（8）: 2034-2046.

Saw P E, Song E W. 2020. siRNA therapeutics: a clinical reality. Sci China Life Sci, 63（4）: 485-500.

Shahryari A, Jazi M S, Mohammadi S, et al. Development and clinical translation of approved gene therapy products for genetic disorders. Front Genet, 2019, 10: 868.

Shirley J L, De Jong Y P, Terhorst C, et al. 2020. Immune responses to viral gene therapy vectors. Mol Ther, 8（3）: 709-722.

Shukla V, Seoane-Vazquez E, Fawaz S, et al. 2019. The landscape of cellular and gene therapy products: authorization, discontinuations, and cost. Hum Gene Ther Clin Dev, 30（3）: 102-113.

Steffin D H M, Hsieh E M, Rouce R H. 2019. Gene therapy: current applications and future possibilities. Adv Pediatr, 66: 37-54.

Stephenson M L, Zamecnik P C. 1978. Inhibition of Rous sarcoma viral RNA translation by a specific oligodeoxyribonucleotide. Proc Natl Acad Sci USA, 75（1）: 285-288.

Wilbie D, Walther J, Mastrobattista E. 2019. Delivery aspects of CRISPR/Cas for in vivo genome editing. Acc Chem Res, 52（6）: 1555-1564.

Wolff J A, Malone R W, Williams P, et al. 1990. Direct gene transfer into mouse muscle *in vivo*. Science, 247（4949 Pt 1）: 1465-1468.

Zamecnik P C, Stephenson M L. 1978. Inhibition of Rous sarcoma virus replication and cell transformation by a specific oligodeoxynucleotide. Proc Natl Acad Sci USA, 75（1）: 280-284.

Zhou L Y, Qin Z, Zhu Y H, et al. 2019. Current RNA-based therapeutics in clinical trials. Curr Gene Ther, 19（3）: 172-196.

关键词索引